Schmerzen Training & Transfer Pflege, Heft 14

Herausgeberschaft der Reihe **Training & Transfer Pflege**
des Curriculumsverbundes ABZ im hep verlag

Christian Bürki
Erziehungsdirektion Kanton Bern
Mittelschul- und Berufsbildungsamt

Heinz Meier
Departement Bildung, Kultur und Sport
Abteilung Berufsbildung und Mittelschule
Kanton Aargau

Christina Vögtli
Bildungsdirektion Kanton Zürich
Mittelschul- und Berufsbildungsamt

Curriculumsverbund Aargau/Bern/Zürich (Hrsg.)

SCHMERZEN

TRAINING & TRANSFER PFLEGE

Heft 14

hep der bildungsverlag
Kurzchecklisten für die Praxis: www.hep-verlag.ch

der bildungsverlag
www.hep-verlag.ch

Wir danken den folgenden Institutionen für die Unterstützung:
- Höhere Fachschule Gesundheit und Soziales Aarau
- Zentrum für Ausbildung im Gesundheitswesen Kanton Zürich
- Berner Bildungszentrum Pflege

Schmerzen
Training & Transfer Pflege, Heft 14
Herausgegeben vom Curriculumsverbund Aargau/Bern/Zürich
Autorin: Beatrice Schär, Berner Bildungszentrum Pflege

ISBN 978-3-03905-328-5

Angaben zur Reihe, weitere Informationen und Materialien zum Heft –
insbesondere die Kurzchecklisten für die Praxis – sind im Internet zu finden unter:
www.hep-verlag.ch

Projektleitung: Martin Schäfer
Umschlag und Gestaltung: Atelier Kurt Bläuer, Bern
Fotos: Nadia Schweizer, Bern
Zeichnungen: Brigit Herrmann, Atelier Herrmann SGD, Gümmenen

Bibliografische Information der Deutschen Bibliothek:
Die Deutsche Bibliothek verzeichnet diese Publikation in der Deutschen Nationalbibliografie;
detaillierte bibliografische Angaben sind im Internet unter http://dnb.ddb.de abrufbar.

1. Auflage 2008

hep verlag ag
Brunngasse 36
CH-3011 Bern

www.hep-verlag.ch

INHALTSVERZEICHNIS

VORWORT 6

1 EINFÜHRUNG IN DAS THEMA 7

1.1 **Lernziele** 9

1.2 **Methoden** 10
Fähigkeits- und Fertigkeitstraining
Erfahrungs- und Erkundungswerkstatt 10

1.3 **Fallbeispiel** 11

1.4 **Vorkenntnistest** 12

2 HANDLUNGSABLÄUFE 19

2.1 **Chronische Schmerzen – Assessment** 20
Handlungsablauf 20
Arbeitsauftrag 25
Beobachtungscheckliste 27

2.2 **Chronische Schmerzen – Interventionen** 32
Handlungsablauf 32
Arbeitsauftrag 44
Beobachtungscheckliste 46

3 AUFGABEN ZUR VERTIEFUNG UND ZUM TRANSFER 59

3.1 **Weiterführende Aufgaben** 60
Akute Schmerzen – Patientenkontrollierte Analgesie (PCA) 61
Schmerzmanagement – Nicht pharmakologische Interventionen 63
Schmerzmedikamente – Verabreichungszeiten 65
Anwendung von Systemen zur transdermalen Opioidtherapie 67
Medikamentenpumpen 68

3.2 **Transferaufgaben** 69
Alte Menschen, Chronischkranke und Behinderte (ACB) 69
Psychiatrie 71
Kind, Jugendliche, Familie, Frau (KJFF) 73

4 WERKSTATTANALYSE, LERNERFOLGSKONTROLLE UND LÖSUNGEN VORKENNTNISTEST 75

4.1 **Reflexion zur Werkstattarbeit** 76

4.2 **Lernerfolgskontrolle** 79

4.3 **Vorkenntnistest – Lösungen** 81

5 LITERATUR 87

5.1 **Literatur zur Bearbeitung** 88

5.2 **Weiterführende Literatur** 89

5.3 **Internetadressen** 90

6 KURZCHECKLISTEN FÜR DIE PRAXIS 91

6.1 **Chronische Schmerzen – Assessment** 92

6.2 **Chronische Schmerzen – Interventionen** 98

7 ANHANG 109

Verschiedene Messskalen 110

Schmerzanamnese – Fragebogen 111

ECPA – Echelle comportementale de la douleur pour personnes âgées non communicantes 113

Anleitung zur Anwendung der Schmerzerfassungsinstrumente 115

CHEOPS-Skala 116

Anleitung zur systematischen Schmerzerfassung und -protokollierung 117

Schmerzprotokoll 1 121

Codierung der Schmerzintensität 122

Anleitung zur Schmerzanamnese durch die Pflege 123

Schmerzanamnese bei Kindern (Pflege) 125

Schmerzerfassungsinstrument KUSS – Kindliche Unbehagens- und Schmerzskala (Büttner) 126

Medikamentenverteilung über 24 Stunden 127

VORWORT

Zum Lehrplan Pflege HF gehört einerseits eine *fundierte schulische Ausbildung,* in der Sie als angehende Pflegefachperson die notwendigen theoretischen Kenntnisse erwerben – andererseits auch eine *praktische Schulung:* In einem Akutspital, einem Pflegeheim, einer psychiatrischen Einrichtung oder einer Spitex-Organisation eignen Sie sich die professionellen Fähigkeiten und Fertigkeiten an und setzen das theoretische Grundwissen um.
Wie muss nun aber der Transfer zwischen den beiden Lernbereichen gestaltet werden, damit jeder Bereich vom anderen optimal profitiert? Wie lässt sich das theoretisch angeeignete Wissen in der Praxis umsetzen? Und wie können in der Praxis erworbene Fähigkeiten und Fertigkeiten theoretisch gefestigt werden? Solche Fragen betreffen den Lernprozess jeder und jedes Studierenden. Die Antworten finden sich am «dritten Lernort», im *Lernbereich Training & Transfer* (LTT).
Im Lehrplan der Kantone Aargau, Bern und Zürich (ABZ) wird den Schnittstellen zwischen Theorie und Praxis viel Gewicht beigemessen. Aus der Überzeugung heraus, dass die Kompetenz, etwas theoretisch Gelerntes in der Praxis umzusetzen bzw. etwas in der Praxis Gelerntes theoretisch zu untermauern, unterstützt und geübt werden will, wurde im Rahmen der Entwicklung des Lehrplans für den LTT ein eigenes Lehrmittel erarbeitet, das nicht bloss im Lehrplan ABZ, sondern bei jeder Ausbildung zur Pflegefachperson HF eingesetzt werden kann.
Mit den 18 Heften der Reihe *Training & Transfer Pflege* möchten wir den Studierenden ein Arbeitsmittel zur Verfügung stellen, das als Transferelement zwischen Theorie und Praxis dienen soll. Jedes Heft basiert auf einem Fallbeispiel, das als Ausgangslage für die Arbeitsaufträge dient. Dabei wird auf dem Vorwissen der Studierenden aufgebaut – mit einem Vorkenntnistest kann der eigene Wissensstand überprüft werden. Alle Arbeitshefte wurden unter Mitwirkung von Berufsfachpersonen aus Praxis und Schule entwickelt. An dieser Stelle danken wir allen Beteiligten herzlich für ihr grosses Engagement.

Im Namen der an der Entwicklung des Lehrplans ABZ beteiligten Kantone wünschen wir Ihnen viel Erfolg bei Ihrer Ausbildung!

Die Herausgeber Christian Bürki
Heinz Meier
Christina Vögtli

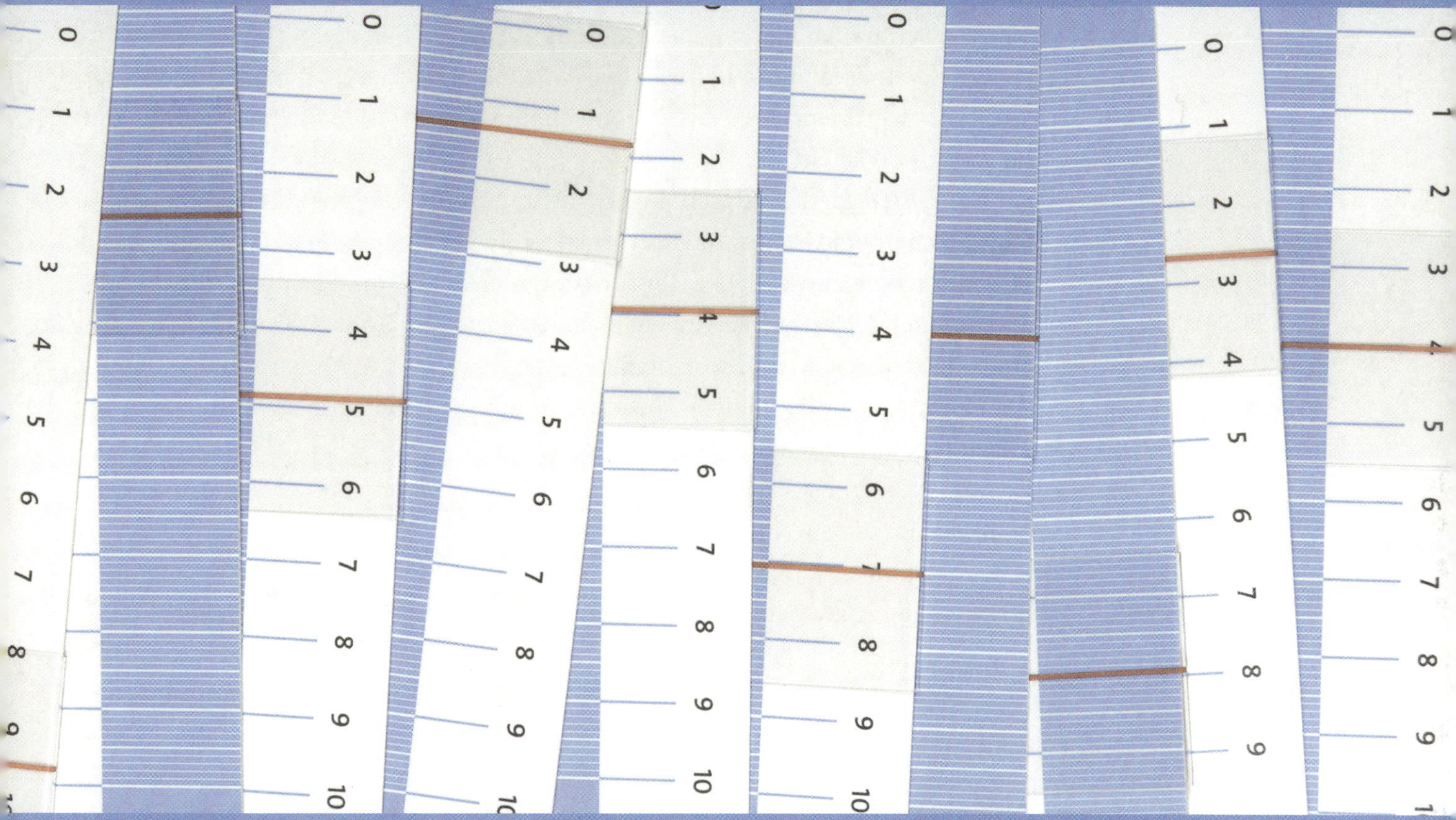

1 EINFÜHRUNG IN DAS THEMA

Im Laufe Ihrer Pflegetätigkeit werden Sie täglich Menschen begegnen, die an **Schmerzen** leiden, akuten Schmerzen, chronischen Schmerzen, Schmerzen unterschiedlicher Herkunft.
Schmerzen sind eine unangenehme Erfahrung; ganz abgesehen von der physisch-funktionalen Beeinträchtigung, können sie den betroffenen Menschen auch psychisch erheblich belasten und sein Sozialleben einschränken.

Chronische Schmerzen bedeuten verminderte Lebensqualität. Pflegende benötigen fundiertes Fachwissen, um mit Kompetenz und Kreativität zu einem wirkungsvollen Schmerzmanagement beizutragen.
Im Fähigkeits-/Fertigkeitstraining üben Sie, wie beim Assessment von chronischen Schmerzen vorzugehen ist, und trainieren den zielgerichteten Einsatz geeigneter Instrumente beim Erfassen, Einschätzen und Dokumentieren der Situation von Menschen mit chronischen Schmerzen, beim Erstkontakt und im weiteren Verlauf.
Sie repetieren die Prinzipien eines wirkungsvollen Schmerzmanagements bei Patientinnen und Patienten mit chronischen Schmerzen und erkennen die Bedeutung kontinuierlicher Überprüfung der Wirksamkeit schmerzlindernder Massnahmen. Sie lernen, in welchen Situationen interdisziplinäre Absprachen zu treffen sind und wie Sie dabei vorgehen, und vertiefen schliesslich Ihr Wissen über medikamentöse Interventionen und pflegerische Unterstützung durch nicht pharmakologische Interventionen.
In der Erfahrungs-/Erkundungswerkstatt erarbeiten Sie zudem Interventionen bei Menschen mit *akuten* Schmerzen.
Die Auseinandersetzung geschieht auf Basis Ihrer Kenntnisse zur Schmerzphysiologie, zum Schmerzassessment und zur Gate-Control-Theorie.

Durch die Arbeit mit diesem Heft erwerben Sie die folgenden Handlungskompetenzen:

- Sie können die Situation von Patientinnen und Patienten mit Schmerzen systematisch erfassen und setzen dabei geeignete Erfassungsinstrumente ein.
- Sie unterstützen ein adäquates Schmerzmanagement bei Patientinnen und Patienten mit Schmerzen, indem sie Interventionen zielgerichtet und korrekt durchführen und deren Wirksamkeit regelmässig in Zusammenarbeit mit dem interdisziplinären Team überprüfen.
- Sie berücksichtigen in Ihren Handlungen die Rechte und Integrität der Patientinnen und Patienten.
- Sie können Patientinnen und Patienten mit Schmerzen einfühlsam begleiten und unterstützen sie situationsgerecht.

1.1 Lernziele

Kenntnisse

Die Studierende/der Studierende ...

... erklärt die Funktion des Schmerzes und die Vorgänge im schmerzverarbeitenden System und nennt die beteiligten Strukturen.

... unterscheidet zwischen der aufsteigenden nozizeptiven Reizleitung und dem absteigenden, hemmenden System.

... unterscheidet akute und chronische Schmerzen.

... nennt die Elemente, die ein umfassendes Schmerzassessment verbindlich enthalten muss.

... erklärt den Aufbau des WHO-Stufenplans und erläutert dessen Einsatz in akuten und chronischen Schmerzsituationen.

... unterscheidet Analgetika, Co-Analgetika/Adjuvantien und medikamentöse Begleittherapien zum Schmerzmanagement und kennt deren Wirkungsort und Wirkungsweise sowie mögliche Applikationsformen.

... nennt Indikationen und Kontraindikationen für/gegen den Einsatz der patientenkontrollierten Schmerztherapie (PCA).

Kenntnis/Haltung

Die Studierende/der Studierende...

... setzt sich mit der Bedeutung von chronischen Schmerzen auseinander und weiss, wie sich diese für die betroffenen Menschen und ihre Angehörigen im Alltag in den verschiedenen Lebensbereichen auswirken.

... erklärt ihre/seine Rolle und Funktion als Pflegeperson innerhalb des interdisziplinären Behandlungsteams und nimmt sie wahr.

... erklärt, wie ihre/seine pflegerischen Interventionen in akuten Schmerzsituationen zur Prophylaxe einer Chronifizierung von Schmerzen beitragen.

... unterscheidet im Zusammenhang mit dem Einsatz von Opioiden im Schmerzmanagement die Phänomene psychische Abhängigkeit, physische Gewöhnung und Toleranzentwicklung und kann entsprechend argumentieren.

Kenntnis/Fähigkeit/ Fertigkeit

Die Studierende/der Studierende ...

... führt, nach zielgerichteter Vorbereitung, selbstständig und im Rahmen ihrer/seiner Kompetenzen ein umfassendes, situativ angepasstes Schmerzassessment bei Patientinnen und Patienten mit chronischen Schmerzen durch.

... kennt verschiedene Instrumente zur Schmerzerfassung und Verlaufsdokumentation und setzt diese zielgerichtet und auf die Pflegesituation abgestimmt ein.

... führt Verordnungen zur medikamentösen Schmerztherapie selbstständig und im Rahmen ihrer/seiner Kompetenzen korrekt aus.

... trägt durch systematische Kontrollen und Überwachung zur Sicherheit der Patientinnen und Patienten bei.

... wendet ihre/seine Kenntnisse über pflegerische Massnahmen, welche die Schmerzlinderung unterstützen, korrekt an.
... beobachtet Wirkung und mögliche Nebenwirkungen der zur Schmerzlinderung eingesetzten Therapien und leitet ihren/seinen Kompetenzen entsprechend rechtzeitig begleitende Massnahmen ein.
... dokumentiert Daten, die für ein wirksames Schmerzmanagement relevant sind, kontinuierlich und korrekt.
... überprüft in Zusammenarbeit mit dem interdisziplinären Team regelmässig die Wirksamkeit des Schmerzmanagements.

1.2 Methoden

Fähigkeits- und Fertigkeitstraining

In der Fähigkeits-/Fertigkeitswerkstatt und im Fähigkeits-/Fertigkeitstraining werden kognitive, psychomotorische und affektive Fähigkeiten gezielt zur Vorbereitung auf die Praxis trainiert und Fertigkeiten erweitert.
Es werden in strukturierter Form Übungen und Simulationen praxisbezogener Inhalte durchgeführt, in denen die Studierenden von der Beobachtung über die Anleitung und das selbstständige Handeln und Bearbeiten eines Problems hin zur Reflexion und Auswertung des eigenen Handelns geführt werden. Fähigkeiten, Fertigkeiten und Kompetenzen werden durch Imitation und Simulation der Arbeitswirklichkeit trainiert.
Der Austausch und die Reflexion von praktischen Erfahrungen in einer Lerngruppe erlaubt den Studierenden, Erfahrungen und Handlungen kritisch zu reflektieren und, gestützt durch die Arbeit der Lehrperson, Möglichkeiten des Wissens- bzw. Handlungstransfers auf andere Situationen zu erkennen und einzuüben.
(Auszug aus dem Dokument B1.1 Methodensammlung Version 2 – August 2005 des Lehrplans ABZ HF Pflege)

Erfahrungs- und Erkundungswerkstatt

In der Erfahrungs-/Erkundungswerkstatt des Lernbereichs Training & Transfer werden Phänomene, Gesetze und Prinzipien differenziert erlebt, erfahren, entdeckt, erkundet, wahrgenommen, verstanden und erkannt, sodass Probleme gelöst werden können.
Die Studierenden setzen sich anhand verschiedener methodischer Arrangements und/oder gezielter Aufträge mit den Inhalten auseinander.
Die Aufgaben und Handlungsanweisungen sind von der Lehrperson vorbereitet und strukturiert. Die Aufgaben sollen alle Sinne und Lernbereiche ansprechen. Verschiedene Arbeitsplätze/Arbeitsräume erlauben einen «bewegten Unterricht».
Die Studierenden arbeiten zumeist selbstständig mithilfe eines Arbeitsauftrages/Arbeitspasses. Sie unterstützen sich so weit als möglich gegenseitig.

Der Werkstattunterricht soll den Studierenden in hohem Masse Autonomie und Selbstverantwortung erlauben. Die Evaluation erfolgt mittels Selbstkontrolle.
Die Lehrperson unterstützt beratend das individuelle Lernen. Medien werden individuell eingesetzt, je nach Arbeitsauftrag.
(Auszug aus dem Dokument B1.1 Methodensammlung Version 2 – August 2005 des Lehrplans ABZ HF Pflege)

1.3 Fallbeispiel

Anstelle des folgenden Fallbeispiels können auch von Studierenden erlebte Praxissituationen als Ausgangslage für die Arbeitsaufträge oder Trainingssequenzen dienen.

Chronische Schmerzen bei rheumatischer Erkrankung

Frau W. aus Kerzenbach ist 59 Jahre alt. Sie lebt in einem mittelgrossen Einfamilienhaus mit Garten. Die Gestaltung und Pflege dieser grünen Oase war das grosse Hobby ihres Ehemannes, und Frau W. liegt viel an deren Erhalt. Seitdem ihr Mann vor fünf Jahren plötzlich verstorben ist, bereitet ihr der Kampf gegen Unkraut und Verwilderung zunehmend Mühe. Ihre Tochter lebt mit ihrer Familie in der Westschweiz, der unverheiratete Sohn wohnt im selben Dorf und führt ein Malereigeschäft.
Frau W. leidet seit dreizehn Jahren an chronischer Polyarthritis, dies hat zu arthrotischen und destruktiven Veränderungen an Schulter- und Handgelenken geführt. Belastende, körperlich anstrengende Aufgaben im Haushalt übernimmt seit vergangenem Jahr eine Haushilfe der Spitex.
Frau W. wurde vorgestern gegen Abend von ihrem Hausarzt auf die Medizinabteilung eingewiesen. Sie klagte über sehr starke, klopfende, bohrende Schmerzen in den grossen Gelenken – Schmerzen, die während der vergangenen Wochen ohne Pause andauerten. Bisher bewährte Therapien (Akupunktur, Voltaren®, Valoron®-N-Tropfen) brachten ihr keine Linderung mehr. Zudem hatte die Einnahme eines nicht steroidalen Antirheumatikums bei Frau W. eine allergische Vaskulitis hervorgerufen.

Die Diagnose lautet Nozizeptorschmerz (numerische Ratingskala [NRS]: 10!) in allen grossen Gelenken. Die Neueinstellung der Schmerztherapie wurde nach dem Eintritt sofort wie folgt eingeleitet:
- MST® Continus 2 × 1 Tablette à 20 mg, je 08.00 und 20.00 Uhr,
- Novalgin® 5 × 20 Tropfen, je 06.00, 10.00, 14.00, 18.00 und 22.00 Uhr.

Als Schmerzreserve sind verordnet:
- Ponstan 1 Tablette à 500 mg, max. 6-stündlich
- Morphin HCl 5 bis 7,5 mg subkutan, 4- bis 6-stündlich.

Um einer Obstipation vorzubeugen, wurden als Begleitmedikation Laxoberal® 1 × 30 Tropfen und Duphalac® 1 × 10 ml zur Einnahme mit dem Frühstück verordnet.
Die Patientin sagte heute Morgen beim Aufwachen, dass ihr übel sei; daraufhin erhielt sie 5 Tropfen Haldol®. Auf die aktuelle Schmerzintensität angesprochen, gibt sie auf der NRS eine 5 an.

Welche Lernfragen stellen Sie sich im Hinblick auf das anstehende Schmerzassessment und die mit dem eingeleiteten Schmerzmanagement verbundenen pflegerischen Interventionen bei Frau W.?

1.4 Vorkenntnistest

Sozialform Einzelarbeit

Zeit 45 Minuten

Frage 1 Benennen Sie im Schema die an der Reizleitung beteiligten Strukturen und Wirkstoffe und erläutern Sie deren Funktion; differenzieren Sie dabei zwischen dem afferenten und dem hemmenden System.

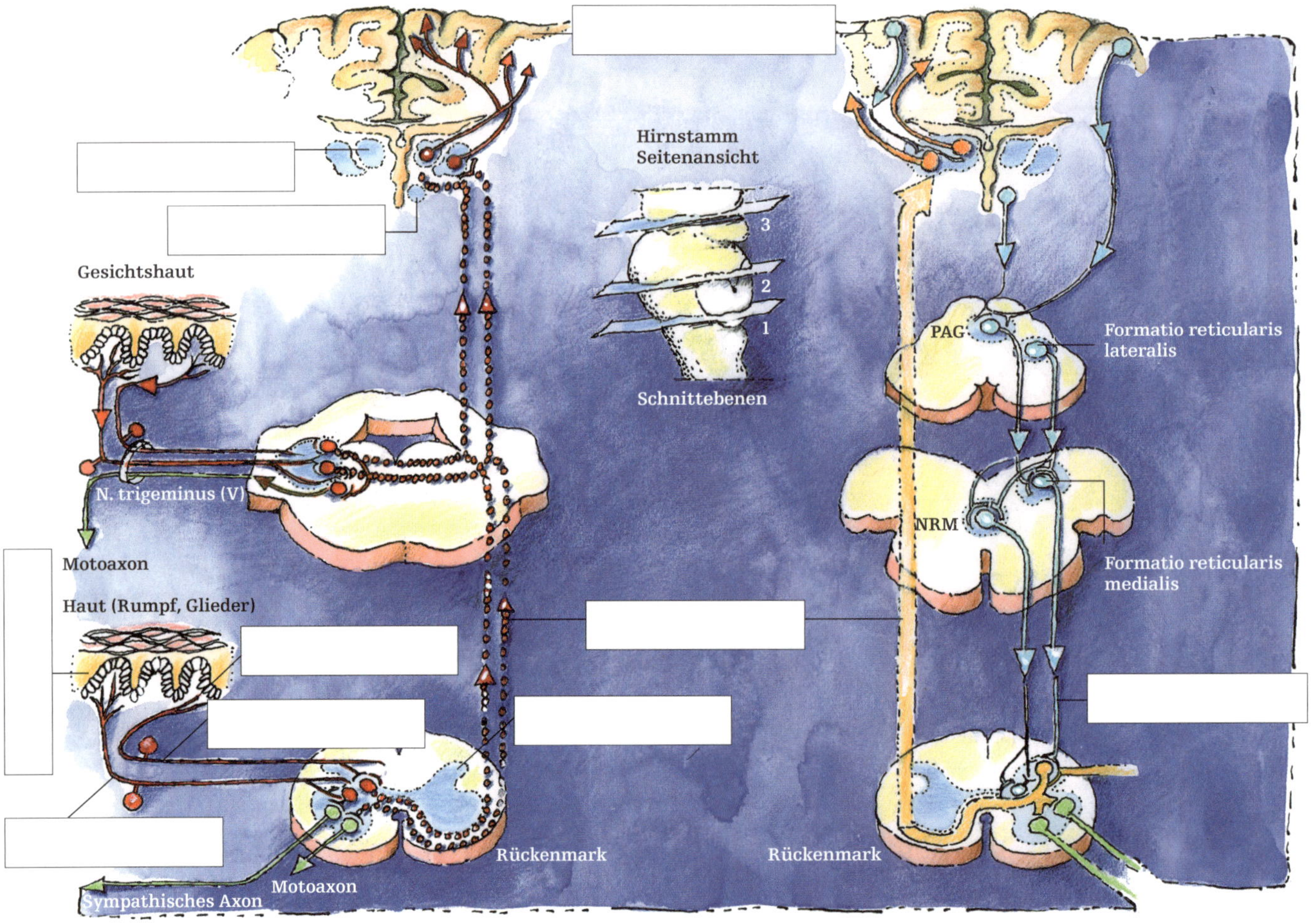

Nach: Thews, Gerhard/Mutschler, Ernst/Vaupel, Peter (1999): *Anatomie, Physiologie, Pathophysiologie des Menschen* (5., völlig neu bearbeitete und erweiterte Auflage). Stuttgart: Wissenschaftliche Verlagsgesellschaft. S. 644.

Frage 2

Ordnen Sie die Schmerzformen korrekt dem Entstehungsort zu, charakterisieren Sie jede Form kurz und nennen Sie je zwei Beispiele:

- Eingeweide
- Haut (Oberflächenschmerz)
- Bindegewebe, Knochen, Gelenke, Muskeln (Tiefenschmerz)
- Nerven

Somatischer Schmerz

Viszeraler Schmerz

Neurogener Schmerz

Frage 3

Als Schmerzschwelle wird die Dauer oder Stärke der Schmerzen bezeichnet, die ein Mensch ertragen kann, bevor er etwas dagegen unternimmt.

- ☐ richtig
- ☐ falsch

Frage 4

Akute, plötzlich auftretende Schmerzen weisen auf eine drohende oder bereits eingetretene Gewebeschädigung hin, sie haben somit eine Warn- und Schutzfunktion und fordern uns zum Handeln auf.

- ☐ richtig
- ☐ falsch

Frage 5

Welche der folgenden Substanzen löst Schmerz aus und wird durch Behandlung mit einem NSAR (vgl. Frage 11) blockiert?

- ☐ Prothrombin
- ☐ Prostazyklin
- ☐ Prostaglandin
- ☐ Prolaktin

Frage 6

Benennen und erläutern Sie sieben Themen, die im Gespräch beim Schmerzassessment unbedingt angesprochen/erfragt werden müssen.

1.

2.

3.

4.

5.

6.

7.

Frage 7

Verordnete Medikamente für 24 Stunden:

- MST Continus® retard 40 mg
- Froben® 300 mg (Tabletten à 100 mg)
- Novalgin® 4 g (Tabletten à 500 mg)
- Fortecortin® 1 × 1 Tablette à 4 mg
- Haldol® Janssen 3 × 5 Tropfen zu 2 mg/ml (1 ml entspricht 20 Tropfen)
- Zantic® 150 mg
- Agarol® 10 ml

Bestimmen Sie für jedes Analgetikum den Wirkstoff und die Arzneimittelgruppe und ordnen Sie es anschliessend dem WHO-Stufenplan zu. Beschreiben Sie für die übrigen Präparate deren Indikation innerhalb der Schmerztherapie.

Medikament	Wirkstoff	Arzneimittelgruppe	WHO-Stufe/ Indikation

Frage 8

«Wer Opioide zur Behandlung von Schmerzen einnimmt, läuft Gefahr, davon abhängig zu werden.»
Nehmen Sie Stellung zu dieser Aussage und argumentieren Sie anhand der Definitionen für die Begriffe *Abhängigkeit, Gewöhnung* und *Toleranz.*

- ☐ richtig
- ☐ falsch

Frage 9

Benennen Sie vier Prinzipien der medikamentösen Schmerztherapie.

1.
2.
3.
4.

Frage 10

Ungenügende Analgesie (Schmerzbekämpfung) wirkt sich nach einem operativen Eingriff ungünstig auf den Heilungsverlauf aus. Das Risiko für Komplikationen wie Pneumonien infolge von Schonatmung oder Thrombosen als Folge schlechter Mobilisierbarkeit nimmt zu.
Benennen und erläutern Sie drei mögliche Folgen des mit Schmerzen einhergehenden erhöhten Sympathikotonus.

1.
2.
3.

Frage 11

NSAR ist die Abkürzung für

- ☐ Nervenstimulierende analgetische Reflextherapie
- ☐ Nicht steroidale Analgetika-Rezepte
- ☐ Nicht signifikanter Arbeitsrückstand
- ☐ Nicht steroidale Antirheumatika

Frage 12

Angst vor Atemdepression soll auf keinen Fall dazu führen, dass Opioide in bestimmten Altersgruppen nur eingeschränkt zur Schmerzbehandlung verwendet werden. Welche Argumente haben Sie, um diese Aussage zu stützen?

Frage 13

Mit unten aufgelisteten Nebenwirkungen muss im Rahmen einer Therapie mit Opioiden gerechnet werden. Ordnen Sie ihnen die entsprechende Häufigkeit/Wahrscheinlichkeit und die erwartete Zeitspanne für ihr Auftreten zu; nennen Sie je Massnahmen, mit denen die unerwünschte Arzneiwirkung bekämpft werden kann.

- Obstipation
- Müdigkeit
- Übelkeit
- Juckreiz

50 %, während 1–3 Tagen

3 %, während 2–7 Tagen

83 %, anhaltend

37 %, während 1–3 Tagen

Frage 14

Die von Melzack und Wall (1965) entwickelte Gate-Control-Theorie befasst sich mit den zahlreichen Faktoren, die zu individuellen Unterschieden bei der Schmerzerfahrung beitragen.
Ordnen Sie die folgenden physiologischen Prozesse korrekt zu und nennen Sie je Vorgang ein konkretes Beispiel.

- Hemmende Impulse des Hirnstamms
- Aktivität in den dicken myelinisierten Nervenfasern
- Auslösende Impulse der Hirnrinde und des Thalamus
- Hemmende Impulse der Hirnrinde und des Thalamus
- Aktivität der dünnen myelinisierten Nervenfasern
- Auslösende Impulse des Hirnstamms

ÖFFNEN DES TORES Schmerz	**SCHLIESSEN DES TORES** Keine oder verringerte Schmerzintensität

Frage 15

Welche der folgenden Interventionen zur Schmerzbekämpfung enthalten physisch und psychologisch wirksame Ansätze?

- ☐ PCA und Imaginationstechnik
- ☐ Musik und tiefe Atemtechnik
- ☐ Regelmässige Einnahme von NSAR und Entspannungsübungen
- ☐ Entspannungsübungen und Paracetamol

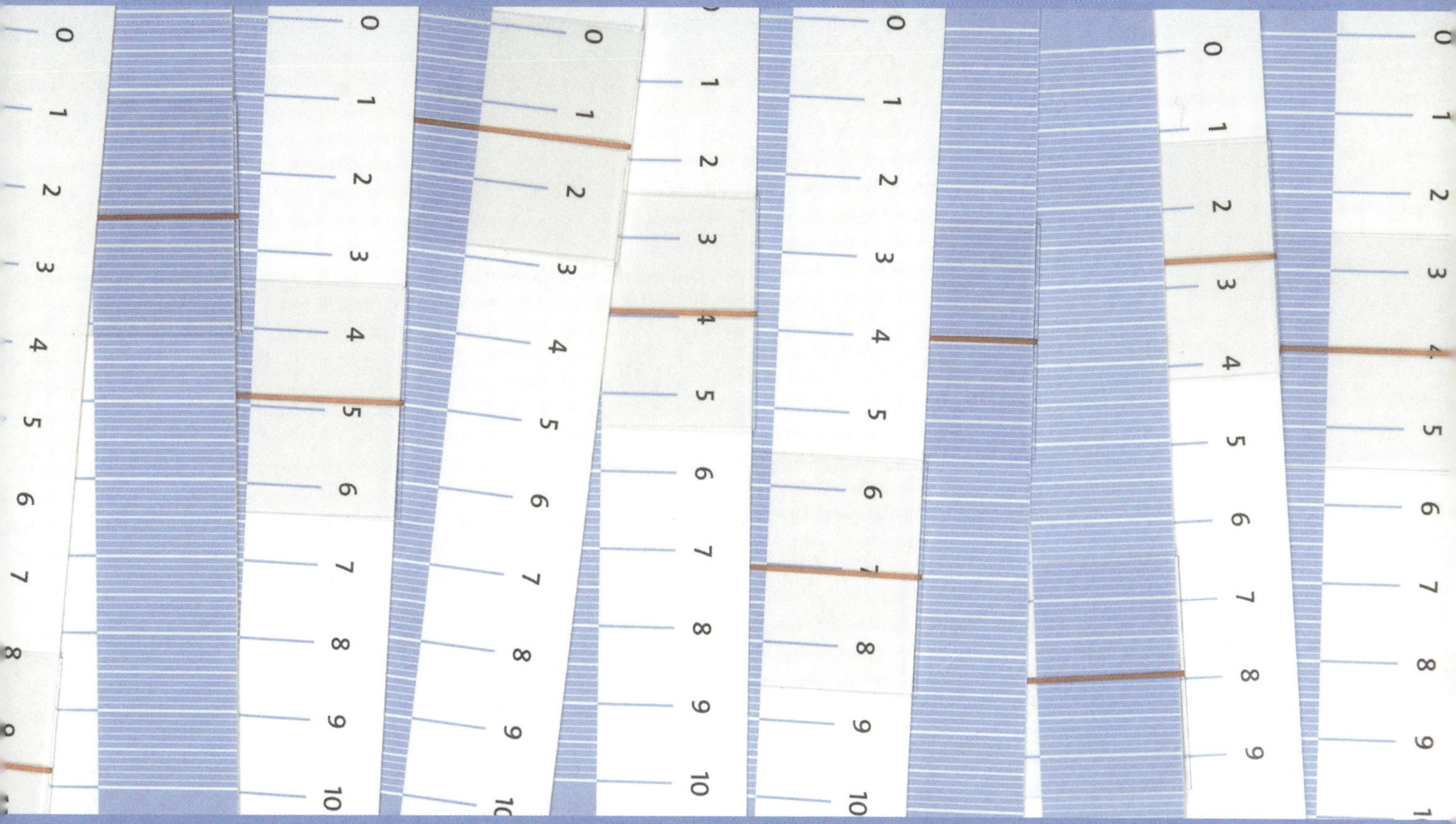

2 HANDLUNGSABLÄUFE

Hinweis: Hausspezifische Voraussetzungen müssen berücksichtigt werden

2.1 Chronische Schmerzen – Assessment – Handlungsablauf

HANDLUNGSSCHRITTE	BESCHREIBUNG	BEGRÜNDUNG	HINWEISE
Vorbereitung			
Eigene Vorbereitung	Klären Sie die Pflegeintervention und schätzen Sie den Materialbedarf ein. Welche Erfassungsinstrumente eignen sich in dieser Situation am besten?	Sie sorgen so für eine korrekte, prozesshafte und situationsgerechte Ausführung der Massnahme.	Vgl. die Instrumente im Anhang.
Kenntnisse	Überprüfen Sie, ob Ihre Kenntnisse über Zielsetzung, Durchführung und Konsequenzen der auszuführenden Handlung ausreichend sind.	Dass Ihnen die Handlung übertragen wurde, bedeutet, dass Sie auch für die korrekte Ausführung verantwortlich und haftbar sind.	Sollten Sie Ihrer Sache nicht sicher sein, ziehen Sie eine Kollegin oder einen Kollegen zurate und lassen Sie sich die Handlung und notwendiges Fachwissen noch einmal erklären.
Patientin/Patienten vorbereiten	Fragen Sie die Patientin/den Patienten nach dem aktuellen Befinden.	Bei Übelkeit, Schmerzen und Unwohlsein sollte der Ablauf überdacht oder entsprechend vorbereitet werden.	
Ziel erklären	Erklären Sie der Patientin/dem Patienten Anlass, Fokus und Zielsetzung des bevorstehenden Gesprächs. Sagen sie ihr/ihm, dass es das Ziel Ihrer Arbeit sei, ihr/sein Wohlbefinden so rasch wie möglich wiederherzustellen, und dass Sie dafür zunächst einige Informationen benötigen. Fragen Sie nach Wünschen. Gibt es Aspekte, die ihr/ihm mehr Sicherheit vermitteln und die Sie berücksichtigen können? Möchte sie/er, dass eine Bezugsperson bei dem Gespräch anwesend ist?	Es ist wichtig, dass die Patientin/der Patient über die geplante Massnahme und ihre/seine Rechte umfassend informiert ist.	
Für Ruhe sorgen	Sorgen Sie für eine ruhige, möglichst ungestörte Umgebung. Schicken Sie allfällige Besucherinnen und Besucher aus dem Zimmer.	Die Privatsphäre der Patientin/des Patienten muss gewahrt bleiben. Jede Ablenkung ist zu vermeiden, die Beteiligten können sich so besser auf das Gespräch konzentrieren.	Situationsbezogen: Beachten Sie räumliche und zeitliche Ressourcen und den Hausstandard.

HANDLUNGSSCHRITTE	BESCHREIBUNG	BEGRÜNDUNG	HINWEISE
Vorbereitung			
Arbeitsplatz einrichten	Setzen Sie sich so hin, dass die Patientin/der Patient Ihnen in einer bequemen Position und auf Augenhöhe gegenübersitzt.	Sie signalisieren so Interesse und Akzeptanz. Die Patientin/der Patient fühlt sich ernst genommen.	
Durchführung			
Gesprächstechnik	Sprechen Sie ruhig und verständlich. Fragen Sie nach, wenn Sie etwas nicht verstanden haben oder nicht sicher sind, was eine Aussage oder bestimmte Ausdrucksweisen für die Patientin/den Patienten bedeuten.	So schaffen Sie Klarheit, verifizieren und validieren die erhobenen Daten. Durch aktives Zuhören stellen Sie gegenseitiges Verstehen sicher.	
Assessmentgespräch einleiten	Informieren Sie noch einmal kurz über den Gesprächsverlauf und die vorgesehene Verwendung der erhobenen Informationen.	Die Patientin/der Patient kann Ihren Handlungen folgen, er/sie kann gegebenenfalls eigene Ressourcen einsetzen und fühlt sich sicher.	Beobachten Sie die Patientin/den Patienten während des Gesprächs, um auf nonverbale Signale (Mimik, Gesten, Körperhaltung) reagieren zu können. Das Fehlen eines wahrnehmbaren Ausdrucks von Schmerz bedeutet nicht unbedingt, dass die Person keine Schmerzen hat.
Hauptteil des Assessmentgesprächs	Benutzen Sie das geeignete Erfassungsinstrument als Leitfaden und lassen Sie der Patientin/dem Patienten Raum, damit sie/er über ihr/sein Erleben berichten kann.	So stellen Sie die systematische, detaillierte Sammlung und Dokumentation von objektiven und subjektiven Daten sicher.	Das gewählte Instrument ist die Grundlage für eine Situationseinschätzung und massgebend für ein angepasstes, auf die individuelle Situation abgestimmtes Schmerzmanagement.
Dokumentieren	Halten Sie die Informationen fortlaufend fest.	So haben Sie Gewähr, dass keine Daten vergessen gehen.	
Explorieren	Fragen Sie schrittweise nach folgenden Punkten:	Ein strukturiertes Erfassen aller relevanten Faktoren ist entscheidend.	

HANDLUNGSSCHRITTE	BESCHREIBUNG	BEGRÜNDUNG	HINWEISE
Durchführung			
	1. Schmerzlokalisation: Tragen Sie die Angaben im Körperschema ein und lassen Sie von der Patientin/vom Patienten überprüfen, ob der Schmerz korrekt lokalisiert wurde.	Lokalisieren Sie den Schmerz möglichst präzise, Sie erhalten so einen Vergleichswert für den weiteren Verlauf.	
	2. Momentane Schmerzintensität sowie stärkster und schwächster Schmerz: Lassen Sie die Patientin/den Patienten diesen Wert mittels visueller Analogskala (VAS), numerischer Ratingskala (NRS) oder «Gesichter/Faces»-Skala bestimmen.	Das erlaubt Ihnen, den Handlungsbedarf einzuschätzen – Basis zur Bestimmung der Therapieziele.	Vgl. Instrumente im Anhang.
	3. Schmerzcharakteristik: Wie ist der Schmerz? Wie fühlt er sich an? Wie wird er empfunden? Lassen Sie die Patientin/den Patienten den Schmerz in eigenen Worten beschreiben und/oder anhand einer geeigneten Auswahl von Adjektiven zuordnen (Mehrfachnennungen sind möglich).	Mit dieser Frage erfassen Sie die subjektive Schmerzerfahrung/das Schmerzerleben der Patientin/des Patienten. Diese Angaben können Hinweise auf (ursprüngliche) Schmerzursache(n) enthalten.	
	4. Dauer, Rhythmus und **Verlauf** des Schmerzes: Seit wann? Dauernd? Schübe? Tageszeit?	Diese Angaben stellen die Datenbasis für die Gestaltung des Therapieplans dar.	
	5. Schmerzverstärkende und **schmerzlindernde** Faktoren, Tätigkeiten, Ereignisse.	Mithilfe dieser Fragen erfassen Sie die Erfahrungen und Ressourcen der Patientin/des Patienten.	
	6. Begleiterscheinungen in den Bereichen: – Magen-/Darmfunktion (Übelkeit, Erbrechen, Obstipation), – Nervensystem (Benommenheit, Schläfrigkeit, Kopfschmerzen, Halluzinationen),	Anhand dieser Daten bestimmen Sie den Handlungsbedarf.	

HANDLUNGSSCHRITTE	BESCHREIBUNG	BEGRÜNDUNG	HINWEISE
Durchführung			
	– psychosoziale Befindlichkeit (Angst, Depression, Beziehungen und Kontakte), – Beeinträchtigung in den allgemeinen Aktivitäten, in den Aktivitäten des täglichen Lebens, in Beruf, Freizeit, Haushalt, Sexualität.		
	7. Gegenwärtige und frühere medikamentöse **Schmerztherapie** und/oder ergänzende Massnahmen und deren Wirksamkeit.	Auch diese Daten erlauben, Erfahrungen und Ressourcen der Patientin/des Patienten zu erheben.	
	8. **Fragen** der Patientin/des Patienten.	So erfassen Sie den Informationsbedarf.	
	9. **Zielsetzung** und **Wünsche** der Patientin/des Patienten im Hinblick auf den Schmerz.	Die Autonomie der Patientin/des Patienten wird respektiert, und ihre/seine Mitwirkung im Pflegeprozess ist gewährleistet.	
Assessmentgespräch abschliessen	Überprüfen Sie Ihre Notizen auf Vollständigkeit.		
	Fassen Sie die Hauptergebnisse des Gesprächs kurz zusammen.	Die Patientin/der Patient hat die Möglichkeit, inkorrekte Informationen richtigzustellen.	
Informieren	Informieren Sie die Patientin/den Patienten, mit wem Sie das weitere Vorgehen besprechen werden und dass sie/er in die Entscheidungen mit einbezogen wird.	Transparenz schafft Vertrauen. Die Autonomie der Patientin/des Patienten ist stets zu respektieren, ihre/seine Mitwirkung im Pflegeprozess lässt sich nur so gewährleisten.	
Bemerkungen			

HANDLUNGSSCHRITTE	BESCHREIBUNG	BEGRÜNDUNG	HINWEISE
Nachbereitung			
Lagerung	Fragen Sie die Patientin/den Patienten, ob ihre/seine Lage bequem und möglichst entspannt ist, überprüfen Sie dies.	Sie verhindern so, dass Schmerzen durch eine ungünstige Haltung verstärkt werden.	
Vorgehen bestimmen	Entscheiden Sie, ob ein Schmerzprotokoll geführt werden soll.	Nur eine kontinuierliche Verlaufsdokumentation (über Schmerzintensität, Begleiterscheinungen, Massnahmen des Schmerzmanagements: Basismedikation und Reserveeinsatz, weitere Interventionen) erlaubt es, die Wirksamkeit des Schmerzmanagements regelmässig zu evaluieren.	
Verlaufsdokumentation mittels Schmerzprotokoll	Wählen Sie das geeignete Instrument aus. Bestimmen Sie je nach Situation das Zeitschema für die Erfassung. Erklären Sie der Patientin oder dem Patienten Sinn, Funktion und Gebrauch des Protokolls und vereinbaren Sie mit ihr/ihm, ob sie/er selbst dieses führen will oder ob die Pflegenden dies übernehmen sollen.		Vgl. Instrumente im Anhang Es gelten folgende Minimalkriterien für eine aussagekräftige Verlaufsdokumentation: mindestens dreimal in 24 Stunden; vor/nach Belastung; bei Schmerzspitzen; nach Einsatz der Schmerzreserve.
Dokumentieren	Tragen Sie relevante Informationen und Vereinbarungen mit Datum und Unterschrift in der Pflegedokumentation ein. Formulieren Sie Fragen an den zuständigen Arzt/die Ärztin und an weitere Mitarbeiterinnen/Mitarbeiter im interdisziplinären Team und erörtern und klären Sie diese entsprechend ihrer Dringlichkeit mit den zuständigen Personen.	Die erhobenen Daten sollen für das Team stets transparent sein, ebenso die Vereinbarungen zum weiteren Vorgehen.	

CHRONISCHE SCHMERZEN – ASSESSMENT – ARBEITSAUFTRAG

Ziele

- Sie wissen, an welchen Prinzipien sich ein Assessment bei chronischen Schmerzen orientiert und wie dabei vorzugehen ist.
- Sie setzen dieses Wissen im Gespräch mit der Patientin oder dem Patienten um und berücksichtigen dabei die Prinzipien guter Gesprächsführung.
- Für die Patientin, den Patienten ist nach Abschluss des Gesprächs klar, welches Vorgehen geplant ist.
- Als Ergebnis des Gesprächs dokumentieren Sie die Angaben der Patientin/des Patienten in geeigneter Form, sodass sie als Grundlage für die weitere Therapieplanung dienen können.

Sozialform

Gruppenarbeit

Verteilen Sie nach der Demonstration folgende Rollen:

- 1 Beobachterin/Beobachter
- 1 Pflegefachperson
- 1 Patientin/Patient

Medien

Sie benutzen den Handlungsablauf und die Beobachtungscheckliste, anhand deren Sie nach der Demonstration üben.
Benutzen Sie auch die Instrumente im Anhang dieses Hefts.

Auftrag

Sie sind am Morgen nach Frau W.s Eintritt für ihre Pflege verantwortlich. Führen Sie aufgrund Ihrer Vorkenntnisse ein *Assessment bei chronischen Schmerzen* nach allen Regeln der Kunst durch.

Zeit

30 Minuten

Feedback nach der Übung

Pflegefachperson

- Was ist mir gut gelungen?
- Wo fühlte ich mich sicher?
- Was hat mir geholfen?
- Wo traten Schwierigkeiten oder Unsicherheiten auf?
- Welche Erkenntnisse ziehe ich daraus?

Patientin/Patient

- Wie wurde ich in die Handlung einbezogen?
- Fühlte ich mich ernst genommen?
- Hatte ich den Eindruck, dass mir zugehört wird?
- Wurde ich umfassend informiert?
- Waren die Informationen verständlich?
- Wurden meine Fragen beantwortet?

Beobachterin/ Beobachter

- Wurde das benötigte Material situationsgerecht ausgewählt und korrekt eingesetzt?
- War das Vorgehen gemäss der Beobachtungscheckliste sorgfältig und korrekt?
- Wurde bei Unklarheiten nachgefragt?
- Wurden die Prinzipien des Assessmentgesprächs eingehalten?

Überlegungen zum Handlungsablauf *Chronische Schmerzen – Assessment* werden in der Abschlussphase gemeinsam reflektiert.

Chronische Schmerzen – Assessment – Beobachtungscheckliste

HANDLUNGSSCHRITTE	BESCHREIBUNG	BEGRÜNDUNG	BEOBACHTUNG
Vorbereitung			
Eigene Vorbereitung	Klären Sie die Pflegeintervention und schätzen Sie den Materialbedarf ein. Welche Erfassungsinstrumente eignen sich in dieser Situation am besten?	Sie sorgen so für eine korrekte, prozesshafte und situationsgerechte Ausführung der Massnahme.	☐ richtig ☐ falsch ☐ nicht ausgeführt
Kenntnisse	Überprüfen Sie, ob Ihre Kenntnisse über Zielsetzung, Durchführung und Konsequenzen der auszuführenden Handlung ausreichend sind.	Dass Ihnen die Handlung übertragen wurde, bedeutet, dass Sie auch für die korrekte Ausführung verantwortlich und haftbar sind.	☐ richtig ☐ falsch ☐ nicht ausgeführt
Patientin/Patienten vorbereiten	Fragen Sie die Patientin/den Patienten nach dem aktuellen Befinden.	Bei Übelkeit, Schmerzen und Unwohlsein sollte der Ablauf überdacht oder entsprechend vorbereitet werden.	☐ richtig ☐ falsch ☐ nicht ausgeführt
Ziel erklären	Erklären Sie der Patientin/dem Patienten Anlass, Fokus und Zielsetzung des bevorstehenden Gesprächs. Sagen sie ihr/ihm, dass es das Ziel Ihrer Arbeit sei, ihr/sein Wohlbefinden so rasch wie möglich wiederherzustellen, und dass Sie dafür zunächst einige Informationen benötigen. Fragen Sie nach Wünschen. Gibt es Aspekte, die ihr/ihm mehr Sicherheit vermitteln und die Sie berücksichtigen können? Möchte sie/er, dass eine Bezugsperson bei dem Gespräch anwesend ist?	Es ist wichtig, dass die Patientin/der Patient über die geplante Massnahme und ihre/seine Rechte umfassend informiert ist.	☐ richtig ☐ falsch ☐ nicht ausgeführt
Für Ruhe sorgen	Sorgen Sie für eine ruhige, möglichst ungestörte Umgebung. Schicken Sie allfällige Besucherinnen und Besucher aus dem Zimmer.	Die Privatsphäre der Patientin/des Patienten muss gewahrt bleiben. Jede Ablenkung ist zu vermeiden, die Beteiligten können sich so besser auf das Gespräch konzentrieren.	☐ richtig ☐ falsch ☐ nicht ausgeführt

HANDLUNGSSCHRITTE	BESCHREIBUNG	BEGRÜNDUNG	BEOBACHTUNG
Vorbereitung			
Arbeitsplatz einrichten	Setzen Sie sich so hin, dass die Patientin/der Patient Ihnen in einer bequemen Position und auf Augenhöhe gegenübersitzt.	Sie signalisieren so Interesse und Akzeptanz. Die Patientin/der Patient fühlt sich ernst genommen.	☐ richtig ☐ falsch ☐ nicht ausgeführt
Durchführung			
Gesprächstechnik	Sprechen Sie ruhig und verständlich. Fragen Sie nach, wenn Sie etwas nicht verstanden haben oder nicht sicher sind, was eine Aussage oder bestimmte Ausdrucksweisen für die Patientin/den Patienten bedeuten.	So schaffen Sie Klarheit, verifizieren und validieren die erhobenen Daten. Durch aktives Zuhören stellen Sie gegenseitiges Verstehen sicher.	☐ richtig ☐ falsch ☐ nicht ausgeführt
Assessmentgespräch einleiten	Informieren Sie noch einmal kurz über den Gesprächsverlauf und die vorgesehene Verwendung der erhobenen Informationen.	Die Patientin/der Patient kann Ihren Handlungen folgen, er/sie kann gegebenenfalls eigene Ressourcen einsetzen und fühlt sich sicher.	☐ richtig ☐ falsch ☐ nicht ausgeführt
Hauptteil des Assessmentgesprächs	Benutzen Sie das geeignete Erfassungsinstrument als Leitfaden und lassen Sie der Patientin/dem Patienten Raum, damit sie/er über ihr/sein Erleben berichten kann.	So stellen Sie die systematische, detaillierte Sammlung und Dokumentation von objektiven und subjektiven Daten sicher.	☐ richtig ☐ falsch ☐ nicht ausgeführt
Dokumentieren	Halten Sie die Informationen fortlaufend fest.	So haben Sie Gewähr, dass keine Daten vergessen gehen.	☐ richtig ☐ falsch ☐ nicht ausgeführt
Explorieren	Fragen Sie schrittweise nach folgenden Punkten:	Ein strukturiertes Erfassen aller relevanten Faktoren ist entscheidend.	
	1. Schmerzlokalisation: Tragen Sie die Angaben im Körperschema ein und lassen Sie von der Patientin/vom Patienten überprüfen, ob der Schmerz korrekt lokalisiert wurde.	Lokalisieren Sie den Schmerz möglichst präzise, Sie erhalten so einen Vergleichswert für den weiteren Verlauf.	☐ richtig ☐ falsch ☐ nicht ausgeführt

HANDLUNGSSCHRITTE	BESCHREIBUNG	BEGRÜNDUNG	BEOBACHTUNG
Durchführung			
	2. Momentane Schmerzintensität sowie stärkster und schwächster Schmerz: Lassen Sie die Patientin/den Patienten diesen Wert mittels visueller Analogskala (VAS), numerischer Ratingskala (NRS) oder «Gesichter/Faces»-Skala bestimmen.	Das erlaubt Ihnen, den Handlungsbedarf einzuschätzen – Basis zur Bestimmung der Therapieziele.	☐ richtig ☐ falsch ☐ nicht ausgeführt
	3. Schmerzcharakteristik: Wie ist der Schmerz? Wie fühlt er sich an? Wie wird er empfunden? Lassen Sie die Patientin/den Patienten den Schmerz in eigenen Worten beschreiben und/oder anhand einer geeigneten Auswahl von Adjektiven zuordnen (Mehrfachnennungen sind möglich).	Mit dieser Frage erfassen Sie die subjektive Schmerzerfahrung/das Schmerzerleben der Patientin/des Patienten. Diese Angaben können Hinweise auf (ursprüngliche) Schmerzursache(n) enthalten.	☐ richtig ☐ falsch ☐ nicht ausgeführt
	4. Dauer, Rhythmus und **Verlauf** des Schmerzes: Seit wann? Dauernd? Schübe? Tageszeit?	Diese Angaben stellen die Datenbasis für die Gestaltung des Therapieplans dar.	☐ richtig ☐ falsch ☐ nicht ausgeführt
	5. Schmerzverstärkende und **schmerzlindernde** Faktoren, Tätigkeiten, Ereignisse.	Mithilfe dieser Fragen erfassen Sie die Erfahrungen und Ressourcen der Patientin/des Patienten.	☐ richtig ☐ falsch ☐ nicht ausgeführt
	6. Begleiterscheinungen in den Bereichen: – Magen-/Darmfunktion (Übelkeit, Erbrechen, Obstipation), – Nervensystem (Benommenheit, Schläfrigkeit, Kopfschmerzen, Halluzinationen), – psychosoziale Befindlichkeit (Angst, Depression, Beziehungen und Kontakte), – Beeinträchtigung in den allgemeinen Aktivitäten, in den Aktivitäten des täglichen Lebens, in Beruf, Freizeit, Haushalt, Sexualität.	Anhand dieser Daten bestimmen Sie den Handlungsbedarf.	☐ richtig ☐ falsch ☐ nicht ausgeführt

HANDLUNGSSCHRITTE	BESCHREIBUNG	BEGRÜNDUNG	BEOBACHTUNG
Durchführung			
	7. Gegenwärtige und frühere medikamentöse **Schmerztherapie** und/oder ergänzende Massnahmen und deren Wirksamkeit.	Auch diese Daten erlauben, Erfahrungen und Ressourcen der Patientin/des Patienten zu erheben.	☐ richtig ☐ falsch ☐ nicht ausgeführt
	8. **Fragen** der Patientin/des Patienten.	So erfassen Sie den Informationsbedarf.	☐ richtig ☐ falsch ☐ nicht ausgeführt
	9. **Zielsetzung** und **Wünsche** der Patientin/des Patienten im Hinblick auf den Schmerz.	Die Autonomie der Patientin/des Patienten wird respektiert, und ihre/seine Mitwirkung im Pflegeprozess ist gewährleistet.	☐ richtig ☐ falsch ☐ nicht ausgeführt
Assessmentgespräch abschliessen	Überprüfen Sie Ihre Notizen auf Vollständigkeit. Fassen Sie die Hauptergebnisse des Gesprächs kurz zusammen.	 Die Patientin/der Patient hat die Möglichkeit, inkorrekte Informationen richtigzustellen.	☐ richtig ☐ falsch ☐ nicht ausgeführt
Informieren	Informieren Sie die Patientin/den Patienten, mit wem Sie das weitere Vorgehen besprechen werden und dass sie/er in die Entscheidungen mit einbezogen wird.	Transparenz schafft Vertrauen. Die Autonomie der Patientin/des Patienten ist stets zu respektieren, ihre/seine Mitwirkung im Pflegeprozess lässt sich nur so gewährleisten.	☐ richtig ☐ falsch ☐ nicht ausgeführt
Bemerkungen			

HANDLUNGSSCHRITTE	BESCHREIBUNG	BEGRÜNDUNG	BEOBACHTUNG
Nachbereitung			
Lagerung	Fragen Sie die Patientin/den Patienten, ob ihre/seine Lage bequem und möglichst entspannt ist, überprüfen Sie dies.	Sie verhindern so, dass Schmerzen durch eine ungünstige Haltung verstärkt werden.	☐ richtig ☐ falsch ☐ nicht ausgeführt
Vorgehen bestimmen	Entscheiden Sie, ob ein Schmerzprotokoll geführt werden soll.	Nur eine kontinuierliche Verlaufsdokumentation (über Schmerzintensität, Begleiterscheinungen, Massnahmen des Schmerzmanagements: Basismedikation und Reserveeinsatz, weitere Interventionen) erlaubt es, die Wirksamkeit des Schmerzmanagements regelmässig zu evaluieren.	☐ richtig ☐ falsch ☐ nicht ausgeführt
Verlaufsdokumentation mittels Schmerzprotokoll	Wählen Sie das geeignete Instrument aus. Bestimmen Sie je nach Situation das Zeitschema für die Erfassung. Erklären Sie der Patientin oder dem Patienten Sinn, Funktion und Gebrauch des Protokolls und vereinbaren Sie mit ihr/ihm, ob sie/er selbst dieses führen will oder ob die Pflegenden dies übernehmen sollen.		☐ richtig ☐ falsch ☐ nicht ausgeführt
Dokumentieren	Tragen Sie relevante Informationen und Vereinbarungen mit Datum und Unterschrift in der Pflegedokumentation ein. Formulieren Sie Fragen an den zuständigen Arzt/die Ärztin und an weitcrc Mitarbeiterinnen/Mitarbeiter im interdisziplinären Team, und erörtern und klären Sie diese entsprechend ihrer Dringlichkeit mit den zuständigen Personen.	Die erhobenen Daten sollen für das Team stets transparent sein, ebenso die Vereinbarungen zum weiteren Vorgehen.	☐ richtig ☐ falsch ☐ nicht ausgeführt

2.2 Chronische Schmerzen – Interventionen – Handlungsablauf

HANDLUNGSSCHRITTE	BESCHREIBUNG	BEGRÜNDUNG	HINWEISE
Vorbereitung			
Eigene Vorbereitung	Klären Sie die Pflegeintervention und schätzen Sie den Materialbedarf ein.	Sie sorgen so für eine korrekte, prozesshafte und situationsgerechte Ausführung der Massnahme.	
Kenntnisse	Überprüfen Sie, ob Ihre Kenntnisse über Zielsetzung, Durchführung und Konsequenzen der auszuführenden Handlung ausreichend sind.	Dass Ihnen die Handlung übertragen wurde, bedeutet, dass Sie auch für die korrekte Ausführung verantwortlich und haftbar sind.	Sollten Sie Ihrer Sache nicht sicher sein, ziehen Sie eine Kollegin zu Rate und lassen Sie sich die Handlung und notwendiges Fachwissen noch einmal erklären.
Dokumentation prüfen	Informieren Sie sich in der Pflegedokumentation über Haupt- und Nebendiagnosen, Verlauf des Spitalaufenthaltes während der vergangenen 24 Stunden und aktuelle Therapien.	Sie verhindern so, dass wichtige Informationen unberücksichtigt bleiben oder die notwendigen Personen/Materialien fehlen. Zugleich nützen Sie die Ressourcen optimal und vermeiden Komplikationen.	Pflegefachpersonen, die die Patientin/den Patienten im Vorfeld betreut haben, sind die beste Informationsquelle.
	Informieren Sie sich anhand der Pflegedokumentation, des Pflegeberichts und/oder des Schmerzprotokolls über bisherige therapeutische Massnahmen: a) Wurde die verordnete **Dosierung** der Analgetika und der Co-Analgetika/Adjuvantien und der Begleitmedikation eingehalten? b) Wurde die geeignete **Applikationsform** eingesetzt? c) Wurde der **Zeitplan** für die Verabreichung der Basis-Schmerzmedikation konsequent eingehalten? d) Mit welcher **Wirksamkeit?** (Massgeblich ist die von der Patientin/vom	Das Schmerzmanagement soll kritisch überprüft werden mit dem Ziel, Ursachen für eine allfällig mangelhafte, unbefriedigende Wirksamkeit der erfolgten Massnahmen zu identifizieren und Vorschläge für Anpassungen oder Verbesserungen zu machen.	

HANDLUNGSSCHRITTE	BESCHREIBUNG	BEGRÜNDUNG	HINWEISE
Vorbereitung			
	Patienten berichtete Reduktion der Schmerzintensität.) e) Mit welchen **unerwünschten Arzneiwirkungen?** f) Wurde die **Reserve** bei Schmerzdurchbrüchen adäquat ausgeschöpft? g) Mit welcher **Wirkung?** h) Wurde die Dosierung der **Basismedikation** entsprechend der dokumentierten Wirksamkeit korrekt **angepasst?** i) Welche ergänzenden, **nicht pharmakologischen Interventionen** kamen zum Einsatz? j) Mit welcher **Wirkung?**		
Patientin/Patienten vorbereiten	Fragen Sie die Patientin/den Patienten nach dem aktuellen Befinden. Klären Sie, ob aufgrund der Befindlichkeit der Patientin/des Patienten die kurzfristige Schmerzlinderung oder eine umfassendere Neueinschätzung der Situation im Vordergrund steht.	Bei Übelkeit, Schmerzen oder Unwohlsein sollte der Ablauf überdacht oder entsprechend vorbereitet werden.	
	Erklären Sie Absicht und Vorgehen der von Ihnen geplanten Interventionen. Fragen Sie nach Wünschen. Gibt es Aspekte, die der Patientin/dem Patienten mehr Sicherheit vermitteln und die Sie berücksichtigen können?	Es ist wichtig, dass die Patientin/der Patient über die geplanten Massnahmen und ihre/seine Rechte umfassend Bescheid weiss.	

HANDLUNGSSCHRITTE	BESCHREIBUNG	BEGRÜNDUNG	HINWEISE
Vorbereitung			
Für Ruhe sorgen	Sorgen Sie für eine ruhige, möglichst ungestörte Umgebung. Schicken Sie allfällige Besucherinnen und Besucher aus dem Zimmer.	Jede Ablenkung ist zu vermeiden, die Beteiligten können sich so besser auf das Gespräch konzentrieren. Die Patientin/der Patient soll ihr/sein Erleben und die momentane Befindlichkeit beschreiben und ihren/seinen Bedarf an Hilfe und Unterstützung äussern können.	Beachten Sie, je nach Situation, die räumlichen und zeitlichen Ressourcen.
Arbeitsplatz einrichten	Setzen Sie sich so hin, dass die Patientin/der Patient Ihnen in einer bequemen Position und auf Augenhöhe gegenübersitzt.	Sie signalisieren so Interesse und Akzeptanz. Die Patientin/der Patient fühlt sich ernst genommen.	
Durchführung			
▶ **Gesprächstechnik**	Sprechen Sie ruhig und verständlich. Informieren Sie noch einmal kurz über die nun folgenden Handlungsschritte.	So sorgen Sie für Klarheit. Die Patientin/der Patient kann Ihren Handlungen folgen, sie/er kann gegebenenfalls eigene Ressourcen einsetzen und fühlt sich sicher.	
Aktiv zuhören	Stellen Sie einfache Fragen und hören Sie genau hin, was die Patientin/der Patient berichtet. Achten Sie auf *aktives Zuhören.* Bemühen Sie sich darum, die subjektive Befindlichkeit und situativen Problemstellungen und Anliegen der Patientin/des Patienten so genau wie möglich zu erfassen.		Beobachten Sie die Patientin/den Patienten während des Gesprächs, um auf nonverbale Signale (Mimik, Gesten, Körperhaltung) reagieren zu können. Dass ein wahrnehmbarer Ausdruck von Schmerzen fehlt, bedeutet nicht unbedingt, dass die Person keine Schmerzen hat.
Verlaufskontrolle überprüfen	Vergewissern Sie sich, dass die Patientin der Patient Handhabung und Zweck der bisher eingesetzten Skala (z. B. VAS) zum Messen der Schmerzintensität versteht		Kombinierte Schiebersysteme enthalten auf der einen Seite eine visuelle Analogskala, auf der anderen eine numerische Ratingskala. Bei Bedarf kann eine andere,

HANDLUNGSSCHRITTE	BESCHREIBUNG	BEGRÜNDUNG	HINWEISE
Durchführung			
	und dass sie/er sie nutzen kann.		für die betreffende Patientin/den Patienten besser geeignete Skala eingesetzt werden.
Alternativen anbieten	Stellen Sie der Patientin/dem Patienten gegebenenfalls eine anders gestaltete Skala (z.B. NRS) vor und erklären Sie ihr/ihm, wie diese genutzt wird.	Die Patientin/der Patient erhält dadurch eventuell ein besser geeignetes Instrument, um die von ihr/ihm empfundene Schmerzintensität anzugeben.	Vgl. die Instrumente im Anhang.
Bemerkungen			
▶ **Aktuelle Situation erfassen**	Lassen Sie die Patientin/den Patienten mithilfe der gewählten Skala die aktuelle Schmerzintensität angeben.	Die momentane Schmerzintensität muss genau erfasst werden, damit Sie für das weitere Vorgehen Prioritäten setzen können.	
Dokumentieren	Dokumentieren Sie Zeitpunkt und Messwert mit Handzeichen im Schmerzprotokoll.	Die erhobenen Daten sind stets präzise festzuhalten.	
Reserve anbieten	Falls die Patientin/der Patient die Schmerzintensität mit NRS > 3/10 angibt, falls sie/er spontan oder auf Ihre Frage hin Massnahmen zur Schmerzlinderung verlangt, bieten Sie ein rasch wirkendes Schmerzmedikament aus der Reserve an.	Schmerzbekämpfung hat Priorität, denn Schmerzen sind ermüdend. Wenn die Aufmerksamkeit der Patientin/des Patienten durch die Schmerzintensität absorbiert ist, wird sie/er sich nicht auf das weitere Gespräch konzentrieren können.	
Pharmakologische Fachkenntnis	Überprüfen Sie, ob Ihre Kenntnisse über Indikation, Wirkung, unerwünschte Arzneiwirkungen und Kontraindikationen der eingesetzten Analgetika ausreichend sind.	Sie sorgen so für korrekte und situationsgerechte Ausführung der Handlung.	

HANDLUNGSSCHRITTE	BESCHREIBUNG	BEGRÜNDUNG	HINWEISE
Durchführung			
Reserve verabreichen	Verabreichen Sie die Schmerzreserve entsprechend der ärztlichen Verordnung. Schöpfen Sie Ihren Handlungsspielraum bei der Dosierung aufgrund Ihrer Situationseinschätzung aus.	Die Reservedosis soll dem subjektiven Bedarf der Patientin/des Patienten angepasst sein. Damit wird momentan eine wirksame Schmerzbekämpfung erreicht, und längerfristig kann bedarfsinduziert die Basis-Analgetikatherapie angepasst werden.	
Dokumentieren	Dokumentieren Sie Zeitpunkt, verabreichtes Präparat, Dosis und Applikationsform mit Handzeichen im Schmerzprotokoll.	Alle Daten müssen stets präzise festgehalten werden.	
Bemerkungen			
▶ **Für Entspannung sorgen**	Überprüfen Sie, ob die momentane Position der Patientin/des Patienten eventuell schmerzverstärkend wirkt, und unterstützen Sie sie/ihn dabei, eine bequeme, möglichst entspannende Lage einzunehmen, oder sorgen Sie mit geeigneten Hilfsmitteln für eine entlastende Mobilisation.	Verkrampfungen und Fehlstellungen sind möglichst zu vermeiden. Zugleich wird die Patientin/der Patient auf unbewusste ungünstige Haltungsmuster aufmerksam gemacht.	
	Warten Sie, bis die analgetische Wirkung einsetzt, bevor Sie weitere Schritte unternehmen.	Schmerzlinderung hat Priorität.	Beachten Sie die zu erwartende Dauer bis zum Wirkungseintritt je nach Applikationsform.
Dokumentieren	Überprüfen Sie erneut die Schmerzintensität und dokumentieren Sie die Daten mit Handzeichen im Schmerzprotokoll.	Die Wirksamkeit der Interventionen muss ständig überprüft werden, die Daten sind zu sichern.	

HANDLUNGSSCHRITTE	BESCHREIBUNG	BEGRÜNDUNG	HINWEISE
Durchführung			
Reserve einsetzen	Falls die Patientin/der Patient die Schmerzintensität mit NRS > 3/10 angibt und/oder falls sie/er die Schmerzlinderung als unbefriedigend bezeichnet, setzen Sie a) die zweite Schmerzreserve ein,		Nehmen Sie das Erleben der Patientin/des Patienten ernst. Entscheiden Sie, wann eine zusätzliche Analgetika-Verordnung eingeholt werden muss. Falls Sie unsicher sind, beraten Sie sich mit einer Kollegin.
Interdisziplinär zusammenarbeiten	b) oder lassen Sie, falls keine zweite Reserve verordnet wurde, vom zuständigen Arzt ein zusätzliches, rasch wirksames Schmerzmedikament verordnen.		
Bemerkungen			
▶ **Pharmakologische Fachkenntnis**	Überprüfen Sie, ob Ihre Kenntnisse über Indikation, Wirkung, unerwünschte Arzneiwirkungen und Kontraindikationen ausreichend sind.	Sie sorgen so für korrekte und situationsgerechte Ausführung der Handlung.	
Reserve verabreichen	Verabreichen Sie die allenfalls neu verordnete Schmerzreserve entsprechend der ärztlichen Verordnung.		
Dokumentieren	Dokumentieren Sie Zeitpunkt, verabreichtes Präparat, Dosis und Applikationsform mit Handzeichen im Schmerzprotokoll. Warten Sie, bis die analgetische Wirkung einsetzt, bevor Sie weitere Schritte unternehmen.	Die Daten sind stets festzuhalten. Schmerzlinderung hat Priorität.	 Beachten Sie die zu erwartende Dauer bis zum Wirkungseintritt je nach Applikationsform.

HANDLUNGSSCHRITTE	BESCHREIBUNG	BEGRÜNDUNG	HINWEISE
Durchführung			
Überprüfen und dokumentieren	Überprüfen Sie erneut die Schmerzintensität und dokumentieren Sie die Daten mit Handzeichen im Schmerzprotokoll.	Aufgrund der Dokumentation kann bedarfsinduziert die Basis-Analgetikatherapie angepasst werden.	
Interdisziplinär zusammenarbeiten	a) Falls die Patientin/der Patient die Schmerzlinderung weiterhin als unbefriedigend bezeichnet, informieren Sie den zuständigen Arzt und besprechen Sie mit ihm, welche weiteren Massnahmen zur Schmerzlinderung zu ergreifen sind.	Sie kennen Ihre Kompetenzen und nehmen sie wahr. Sie planen wirkungsvolle Interventionen im interdisziplinären fachlichen Austausch.	
	b) Falls die Patientin/der Patient die Schmerzlinderung als zufriedenstellend bezeichnet, gehen Sie weiter zu den nächsten Handlungsschritten.		Voraussetzung ist die Bereitschaft und Fähigkeit der Patientin/des Patienten zur Kommunikation
Bemerkungen			
▶ **Explorieren**	Befragen Sie die Patientin/den Patienten zu folgenden Punkten:	Die Patientin/der Patient fühlt sich in ihrem/seinem Erleben ernst genommen. Die Betroffenheit der Patientin/des Patienten in unterschiedlichen Lebensbereichen wird deutlich; der daraus entstandene Bedarf an Unterstützung kommt zum Ausdruck.	
	1. **Subjektive Einschätzung** zum Schmerzmanagement und zu dessen Wirksamkeit seit dem Assessment.	Sie/er kann ihre/seine Sichtweise der Situation darstellen und Fragen stellen.	

HANDLUNGSSCHRITTE	BESCHREIBUNG	BEGRÜNDUNG	HINWEISE
Durchführung			
	2. **Vorstellungen, Erwartungen** und **Befürchtungen** im Zusammenhang mit Therapiemassnahmen und möglichen unerwünschten Reaktionen.		
	3. **Ereignisse, Erfahrungen, Phänomene,** die die Patientin/der Patient im Zusammenhang mit der Wirksamkeit respektive unzureichenden Wirkung oder mit unerwünschten Nebenwirkungen der Therapien sieht.	Ängste, Traurigkeit und weitere Emotionen, die durch die Schmerzen und/oder durch bisherige Therapiemassnahmen ausgelöst wurden, können angesprochen werden.	
	4. **Fragen** der Patientin/des Patienten im Zusammenhang mit dem Schmerzmanagement.	Sie erfassen den Informations- und Klärungsbedarf der Patientin/des Patienten.	
	5. Durch bisherige Massnahmen **nicht abgedeckter Bedarf** nach Unterstützung/Begleitung auf physischer, seelischer, sozialer, spiritueller Ebene.	Sie erfassen die individuelle Bedarfslage.	Chronische Schmerzen sind eine multidimensionale Erfahrung.
Dokumentieren	Halten Sie wichtige Aussagen stichwortartig fest.	Sie sichern so Daten, die für die künftige Gestaltung des Schmerzmanagements relevant sind.	
	Fassen Sie die Hauptergebnisse des bisherigen Gesprächs kurz zusammen.	Sie ermöglichen der Patientin/dem Patienten, inkorrekte Informationen richtigzustellen.	
Bemerkungen			

HANDLUNGSSCHRITTE	BESCHREIBUNG	BEGRÜNDUNG	HINWEISE
Durchführung			
▶ **Informieren und beraten**	Entscheiden Sie, zu welchen Aspekten, Fragen oder Problemstellungen Sie sofort Stellung nehmen respektive welche Massnahmen Sie einleiten wollen. Vereinbaren Sie für die Klärung der übrigen Punkte das weitere Vorgehen. Orientieren Sie die Patientin/den Patienten, welche Mitarbeiterinnen und Mitarbeiter im interdisziplinären Team Sie kontaktieren und informieren wollen.	Sie kennen Ihre Kompetenzen und nehmen sie wahr.	
Angebot aufzeigen	Bieten Sie der Patientin/dem Patienten Informationen über ergänzende nicht pharmakologische Massnahmen zur Schmerzlinderung an. Geben Sie der Patientin/dem Patienten zu jeder Intervention wesentliche Grundinformationen und weisen Sie auf Interventionen hin, die erfahrungsgemäss für die gegebene Situation besonders geeignet sind:	Indem Sie die Angebotspalette präsentieren, machen Sie Ihr Fachwissen und pflegerisches Erfahrungswissen für die Patientin/den Patienten nutzbar.	Entsprechende Fachkenntnisse können durch eine Bearbeitung der *weiterführenden Aufgabe Schmerzmanagement – Nicht pharmakologische Interventionen* (S.63f) vertieft werden.
	• Allgemeine oder lokale **Wärmeanwendung**	Dient zur Beruhigung und Entspannung.	
	• Lokale **Kälteanwendung**	Wirkt entzündungshemmend; bei länger dauernder Anwendung wird der Muskeltonus herabgesetzt.	
	• Aktive und oder passive **Bewegungstherapie**	Dient dazu, Beweglichkeit zu erhalten und/oder zu verbessern.	
	• **Entspannungstechniken:** z.B. **Autogenes Training** nach Schultz **Progressive Muskelentspannung** nach Jacobsen	Dienen zur Beruhigung des Nervensystems; lösen Muskelverspannungen.	
	• **Ablenkung**	Dient zur Schmerzlinderung durch Konzentration auf einen anderen Reiz.	

HANDLUNGSSCHRITTE	BESCHREIBUNG	BEGRÜNDUNG	HINWEISE
Durchführung			
	• **Verhaltenstherapeutische Verfahren:** z.B. **kognitiv-behaviorale Verfahren**	Dienen dazu, Bewältigungstechniken zu erlernen (Copingstrategien).	
	operante Verfahren	Dienen zum Abbau von Schmerzverhalten, fördern gesundes Verhalten und erhalten es aufrecht.	
	• **Stimulationsverfahren:** z.B. **Transkutane Elektrische Nervenstimulation** (TENS)	Wirkt schmerzleitungshemmend auf Rückenmarksebene.	
	Akupunktur	Aktiviert das schmerzhemmende System.	
	Fussreflexzonenmassage	Lindert die Schmerzen bei Muskelverspannungen und Kopfschmerzen.	
	Erläutern Sie, welche Massnahmen Sie als Pflegende anbieten können und für welche Interventionen spezialisierte Fachleute hinzugezogen werden.		Berücksichtigen Sie hausinterne Angebote.
	Lassen Sie der Patientin/dem Patienten Raum, um Fragen zu stellen.		
Entscheidung ermöglichen	Geben Sie der Patientin/dem Patienten Zeit zu überlegen, welche Massnahmen sie/er bevorzugt und welche sie/er ablehnt.	Es gilt, die Autonomie der Patientin/des Patienten zu respektieren und ihr/ihm die Möglichkeit zu geben, dass sie/er aufgrund persönlicher Präferenzen und/oder Vorerfahrungen eine informierte Entscheidung treffen kann.	
Bemerkungen			

HANDLUNGSSCHRITTE	BESCHREIBUNG	BEGRÜNDUNG	HINWEISE
Durchführung			
▶ **Vereinbaren**	Fällt die Wahl auf eine Intervention, die im Kompetenzbereich der Pflege liegt, planen Sie gemeinsam mit der Patientin/dem Patienten den geeigneten Zeitpunkt für deren Umsetzung.		
Intervention	Führen Sie die Massnahmen sorgfältig, korrekt und situativ angepasst durch.	Wenden Sie dabei Ihre pflegerischen Fähigkeiten und Fertigkeiten an. Die Patientin/der Patient fühlt sich sicher – das kann zur Schmerzlinderung beitragen.	Situationsbezogen: Beachten Sie die räumlichen und zeitlichen Ressourcen.
Informieren	Erklären Sie der Patientin/dem Patienten die zu erwartende Wirkung und mögliche andere Reaktionen und vereinbaren Sie mit ihr/ihm, in welchem Fall sie/er sich unbedingt melden soll.	Die Patientin/der Patient kann abschätzen, was auf sie/ihn zukommt, und weiss, wie sie/er sich verhalten soll.	Beachten Sie die Prinzipien einer Patienten-Anleitung.
Dokumentieren	Halten Sie Besonderheiten während und/oder nach der Durchführung mit Handzeichen und Uhrzeit im Pflegebericht fest.	So kann die Wirkung der Massnahmen ausgewiesen werden.	
Informieren	Informieren Sie die Patientin/den Patienten, mit wem Sie das weitere Vorgehen bezüglich Interventionen, die ausserhalb der Handlungskompetenzen der Pflege liegen, besprechen wollen und dass sie/er in die Entscheidungen mit einbezogen wird.	Transparenz schafft Vertrauen. Die Zuständigkeiten werden geklärt. Die Autonomie der Patientin/des Patienten wird respektiert, und ihre/seine Mitwirkung im Pflegeprozess ist gewährleistet.	
Bemerkungen			

HANDLUNGSSCHRITTE	BESCHREIBUNG	BEGRÜNDUNG	HINWEISE
Nachbereitung			
Lagerung	Fragen Sie nach, ob die Lage bequem und möglichst entspannt ist, überprüfen Sie dies.	Es ist zu verhindern, dass die Wirkung der Massnahmen durch eine ungünstige Haltung/Lagerung beeinträchtigt wird.	
Planen	Sprechen Sie mit der Patientin/dem Patienten das weitere Vorgehen ab und vereinbaren Sie den Zeitpunkt für eine nächste Evaluation des Schmerzmanagements.		
Dokumentieren	Tragen Sie relevante Informationen und Vereinbarungen mit Datum und Handzeichen in der Pflegedokumentation ein. Dokumentieren Sie die vereinbarte Massnahmenplanung genau.	Die erhobenen Daten, geplante Interventionen, Technik und Rhythmus der Durchführung müssen für das Team stets transparent sein, ebenso die Vereinbarungen zum weiteren Vorgehen.	
Auswerten	Vergleichen Sie die bisherige medikamentöse Therapie mit den Aussagen der Patientin/des Patienten im Hinblick auf Wirksamkeit und unerwünschte Wirkungen. Falls die Wirksamkeit als ungenügend erlebt wurde, identifizieren Sie mögliche Gründe. Formulieren Sie Fragen an den zuständigen Arzt, die Ärztin und an weitere Mitarbeiterinnen/Mitarbeiter im interdisziplinären Team, erörtern und klären Sie diese Fragen entsprechend ihrer Dringlichkeit mit den zuständigen Personen.	So sammeln Sie Argumente für eine fachliche Diskussion innerhalb des interdisziplinären Teams. Konsultieren Sie bei Unsicherheiten die Ihnen zugängliche Fachliteratur unter Berücksichtigung der Abteilungsressourcen. Beraten Sie sich auch mit erfahrenen Pflegefachleuten im Team.	

CHRONISCHE SCHMERZEN – INTERVENTIONEN – ARBEITSAUFTRAG

Lernziele

- Sie erfassen gezielt die aktuelle Schmerzsituation und deren Auswirkungen auf die Patientin, den Patienten und bieten entsprechend kurz- und längerfristige Interventionen an.
- Sie treffen Entscheidungen im Rahmen Ihrer Kompetenzen und/oder nehmen mit den zuständigen Entscheidungsträgern Kontakt auf.
- Sie überprüfen systematisch die Wirksamkeit Ihrer Interventionen und nehmen gegebenenfalls Anpassungen vor.
- Sie informieren und beraten die Patientin/den Patienten korrekt und angepasst über die Möglichkeiten zur nicht pharmakologischen Ergänzung/Unterstützung der schmerztherapeutischen Massnahmen.
- Alle Interventionen, deren Wirksamkeit und die gemeinsam bestimmten Vorgehensweisen sind genau dokumentiert.

Sozialform

Gruppenarbeit

Verteilen Sie nach der Demonstration folgende Rollen:
- 1 Beobachterin/Beobachter
- 1 Pflegefachperson
- 1 Patientin/Patient

Medien

Sie benutzen den Handlungsablauf und die Beobachtungscheckliste, anhand deren Sie nach der Demonstration üben.
Sie verwenden ferner die Instrumente, die Sie im Anhang zu diesem Heft finden.

Fallbeispiel (Fortsetzung)

Frau W. ist mittlerweile seit fünf Tagen im Spital. In den ersten beiden Tagen nach ihrem Eintritt schien sich die Schmerzsituation zu verbessern. Dann benötigte Frau W. innerhalb eines Tages die gesamten Schmerzreserven, als ein neuerlicher Entzündungsschub in den Schulter- und Handgelenken ihr ungeheure Schmerzen verursachte. In der Folge wurde die Tagesdosis von MST® Continus auf insgesamt 60 mg/24 Stunden erhöht.
Als Sie nach zwei freien Tagen morgens das Zimmer betreten, schaut Frau W. Ihnen traurig und müde entgegen. Sie hat eine unruhige Nacht hinter sich, obwohl die Nachtwache ihr um halb zwei Uhr 7,5 mg Morphin subkutan gespritzt hatte. Frau W. befürchtet, dass es nun keine Möglichkeit mehr gibt, ihre Schmerzen auf ein für sie erträgliches Niveau zu bringen.

Auftrag

Intervenieren Sie nun auf Grundlage des Handlungsablaufs *Chronische Schmerzen – Interventionen* nach allen Regeln der Kunst und setzen Sie dabei Ihre Vorkenntnisse ein.

Zeit

40 Minuten

Feedback nach der Übung

Pflegefachperson

- Was ist mir gut gelungen?
- Wo fühlte ich mich sicher?
- Was hat mir geholfen?
- Wo traten Schwierigkeiten oder Unsicherheiten auf?
- Welche Erkenntnisse ziehe ich daraus?

Patientin/Patient

- Wie wurde ich in die Handlung einbezogen?
- Fühlte ich mich ernst genommen?
- Wurde ich umfassend informiert?
- Waren die Informationen verständlich?
- Wurden meine Fragen beantwortet und meine Wünsche aufgenommen?

Beobachterin/ Beobachter

- War das benötigte Material vollständig vorhanden, und wurde es korrekt eingesetzt?
- Wurden die relevanten Informationen aus den vorhandenen Dokumentationen genutzt?
- War das Vorgehen gemäss der Beobachtungscheckliste sorgfältig und korrekt?
- Wurde bei Unklarheiten nachgefragt?
- Waren die Informationen an die Patientin/den Patienten fachlich korrekt?
- Wurde erkennbar, dass die/der Studierende die verschiedenen Dimensionen der Betroffenheit durch chronische Schmerzen in ihren/seinen Handlungsschritten berücksichtigt?

Überlegungen zum Ablauf *Chronische Schmerzen – Interventionen* werden in der Abschlussphase gemeinsam reflektiert.

Chronische Schmerzen – Interventionen – Beobachtungscheckliste

HANDLUNGSSCHRITTE	BESCHREIBUNG	BEGRÜNDUNG	BEOBACHTUNG
Vorbereitung			
Eigene Vorbereitung	Klären Sie die Pflegeintervention und schätzen Sie den Materialbedarf ein.	Sie sorgen so für eine korrekte, prozesshafte und situationsgerechte Ausführung der Massnahme.	☐ richtig ☐ falsch ☐ nicht ausgeführt
Kenntnisse	Überprüfen Sie, ob Ihre Kenntnisse über Zielsetzung, Durchführung und Konsequenzen der auszuführenden Handlung ausreichend sind.	Dass Ihnen die Handlung übertragen wurde, bedeutet, dass Sie auch für die korrekte Ausführung verantwortlich und haftbar sind.	☐ richtig ☐ falsch ☐ nicht ausgeführt
Dokumentation prüfen	Informieren Sie sich in der Pflegedokumentation über Haupt- und Nebendiagnosen, Verlauf des Spitalaufenthaltes während der vergangenen 24 Stunden und aktuelle Therapien.	Sie verhindern so, dass wichtige Informationen unberücksichtigt bleiben oder die notwendigen Personen/Materialien fehlen. Zugleich nützen Sie die Ressourcen optimal und vermeiden Komplikationen.	☐ richtig ☐ falsch ☐ nicht ausgeführt
	Informieren Sie sich anhand der Pflegedokumentation, des Pflegeberichts und/oder des Schmerzprotokolls über bisherige therapeutische Massnahmen:	Das Schmerzmanagement soll kritisch überprüft werden mit dem Ziel, Ursachen für eine allfällig mangelhafte, unbefriedigende Wirksamkeit der erfolgten Massnahmen zu identifizieren und Vorschläge für Anpassungen oder Verbesserungen zu machen.	☐ richtig ☐ falsch ☐ nicht ausgeführt
	a) Wurde die verordnete **Dosierung** der Analgetika und der Co-Analgetika/Adjuvantien und der Begleitmedikation eingehalten?		☐ richtig ☐ falsch ☐ nicht ausgeführt
	b) Wurde die geeignete **Applikationsform** eingesetzt?		☐ richtig ☐ falsch ☐ nicht ausgeführt
	c) Wurde der **Zeitplan** für die Verabreichung der Basis-Schmerzmedikation konsequent eingehalten?		☐ richtig ☐ falsch ☐ nicht ausgeführt
	d) Mit welcher **Wirksamkeit?** (Massgeblich ist die von der Patientin/vom		☐ richtig ☐ falsch ☐ nicht ausgeführt

HANDLUNGSSCHRITTE	BESCHREIBUNG	BEGRÜNDUNG	BEOBACHTUNG
Vorbereitung			
	Patienten berichtete Reduktion der Schmerzintensität.)		☐ richtig ☐ falsch ☐ nicht ausgeführt
	e) Mit welchen **unerwünschten Arzneiwirkungen?**		☐ richtig ☐ falsch ☐ nicht ausgeführt
	f) Wurde die **Reserve** bei Schmerzdurchbrüchen adäquat ausgeschöpft?		☐ richtig ☐ falsch ☐ nicht ausgeführt
	g) Mit welcher **Wirkung?**		☐ richtig ☐ falsch ☐ nicht ausgeführt
	h) Wurde die Dosierung der **Basismedikation** entsprechend der dokumentierten Wirksamkeit korrekt **angepasst?**		☐ richtig ☐ falsch ☐ nicht ausgeführt
	i) Welche ergänzenden, **nicht pharmakologischen Interventionen** kamen zum Einsatz?		☐ richtig ☐ falsch ☐ nicht ausgeführt
	j) Mit welcher **Wirkung?**		☐ richtig ☐ falsch ☐ nicht ausgeführt
Patientin/Patienten vorbereiten	Fragen Sie die Patientin/den Patienten nach dem aktuellen Befinden.	Bei Übelkeit, Schmerzen oder Unwohlsein sollte der Ablauf überdacht oder entsprechend vorbereitet werden.	☐ richtig ☐ falsch ☐ nicht ausgeführt
	Klären Sie, ob aufgrund der Befindlichkeit der Patientin/des Patienten die kurzfristige Schmerzlinderung oder eine umfassendere Neueinschätzung der Situation im Vordergrund steht.		☐ richtig ☐ falsch ☐ nicht ausgeführt
	Erklären Sie Absicht und Vorgehen der von Ihnen geplanten Interventionen. Fragen Sie nach Wünschen. Gibt es Aspekte, die der Patientin/dem Patienten mehr Sicherheit vermitteln und die Sie berücksichtigen können?	Es ist wichtig, dass die Patientin/der Patient über die geplanten Massnahmen und ihre/seine Rechte umfassend Bescheid weiss.	☐ richtig ☐ falsch ☐ nicht ausgeführt

HANDLUNGSSCHRITTE	BESCHREIBUNG	BEGRÜNDUNG	BEOBACHTUNG
Vorbereitung			
Für Ruhe sorgen	Sorgen Sie für eine ruhige, möglichst ungestörte Umgebung. Schicken Sie allfällige Besucherinnen und Besucher aus dem Zimmer.	Jede Ablenkung ist zu vermeiden, die Beteiligten können sich so besser auf das Gespräch konzentrieren. Die Patientin/der Patient soll ihr/sein Erleben und die momentane Befindlichkeit beschreiben und ihren/seinen Bedarf an Hilfe und Unterstützung äussern können.	☐ richtig ☐ falsch ☐ nicht ausgeführt
Arbeitsplatz einrichten	Setzen Sie sich so hin, dass die Patientin/der Patient Ihnen in einer bequemen Position und auf Augenhöhe gegenübersitzt.	Sie signalisieren so Interesse und Akzeptanz. Die Patientin/der Patient fühlt sich ernst genommen.	☐ richtig ☐ falsch ☐ nicht ausgeführt
Durchführung			
▶ **Gesprächstechnik**	Sprechen Sie ruhig und verständlich. Informieren Sie noch einmal kurz über die nun folgenden Handlungsschritte.	So sorgen Sie für Klarheit. Die Patientin/der Patient kann Ihren Handlungen folgen, sie/er kann gegebenenfalls eigene Ressourcen einsetzen und fühlt sich sicher.	☐ richtig ☐ falsch ☐ nicht ausgeführt
Aktiv zuhören	Stellen Sie einfache Fragen und hören Sie genau hin, was die Patientin/der Patient berichtet. Achten Sie auf *aktives Zuhören.* Bemühen Sie sich darum, die subjektive Befindlichkeit und situativen Problemstellungen und Anliegen der Patientin/des Patienten so genau wie möglich zu erfassen.		☐ richtig ☐ falsch ☐ nicht ausgeführt ☐ richtig ☐ falsch ☐ nicht ausgeführt
Verlaufskontrolle überprüfen	Vergewissern Sie sich, dass die Patientin der Patient Handhabung und Zweck der bisher eingesetzten Skala (z. B. VAS) zum Messen der Schmerzintensität versteht		☐ richtig ☐ falsch ☐ nicht ausgeführt

HANDLUNGSSCHRITTE	BESCHREIBUNG	BEGRÜNDUNG	BEOBACHTUNG
Durchführung			
	und dass sie/er sie nutzen kann.		
Alternativen anbieten	Stellen Sie der Patientin/dem Patienten gegebenenfalls eine anders gestaltete Skala (z. B. NRS) vor und erklären Sie ihr/ihm, wie diese genutzt wird.	Die Patientin/der Patient erhält dadurch eventuell ein besser geeignetes Instrument, um die von ihr/ihm empfundene Schmerzintensität anzugeben.	☐ richtig ☐ falsch ☐ nicht ausgeführt
Bemerkungen			
▶ **Aktuelle Situation erfassen**	Lassen Sie die Patientin/den Patienten mithilfe der gewählten Skala die aktuelle Schmerzintensität angeben.	Die momentane Schmerzintensität muss genau erfasst werden, damit Sie für das weitere Vorgehen Prioritäten setzen können.	☐ richtig ☐ falsch ☐ nicht ausgeführt
Dokumentieren	Dokumentieren Sie Zeitpunkt und Messwert mit Handzeichen im Schmerzprotokoll.	Die erhobenen Daten sind stets präzise festzuhalten.	☐ richtig ☐ falsch ☐ nicht ausgeführt
Reserve anbieten	Falls die Patientin/der Patient die Schmerzintensität mit NRS > 3/10 angibt, falls sie/er spontan oder auf Ihre Frage hin Massnahmen zur Schmerzlinderung verlangt, bieten Sie ein rasch wirkendes Schmerzmedikament aus der Reserve an.	Schmerzbekämpfung hat Priorität, denn Schmerzen sind ermüdend. Wenn die Aufmerksamkeit der Patientin/des Patienten durch die Schmerzintensität absorbiert ist, wird sie/er sich nicht auf das weitere Gespräch konzentrieren können.	☐ richtig ☐ falsch ☐ nicht ausgeführt
Pharmakologische Fachkenntnis	Überprüfen Sie, ob Ihre Kenntnisse über Indikation, Wirkung, unerwünschte Arzneiwirkungen und Kontraindikationen der eingesetzten Analgetika ausreichend sind.	Sie sorgen so für korrekte und situationsgerechte Ausführung der Handlung.	☐ richtig ☐ falsch ☐ nicht ausgeführt

HANDLUNGSSCHRITTE	BESCHREIBUNG	BEGRÜNDUNG	BEOBACHTUNG
Durchführung			
Reserve verabreichen	Verabreichen Sie die Schmerzreserve entsprechend der ärztlichen Verordnung. Schöpfen Sie Ihren Handlungsspielraum bei der Dosierung aufgrund Ihrer Situationseinschätzung aus.	Die Reservedosis soll dem subjektiven Bedarf der Patientin/des Patienten angepasst sein. Damit wird momentan eine wirksame Schmerzbekämpfung erreicht, und längerfristig kann bedarfsinduziert die Basis-Analgetikatherapie angepasst werden.	☐ richtig ☐ falsch ☐ nicht ausgeführt
Dokumentieren	Dokumentieren Sie Zeitpunkt, verabreichtes Präparat, Dosis und Applikationsform mit Handzeichen im Schmerzprotokoll.	Alle Daten müssen stets präzise festgehalten werden.	☐ richtig ☐ falsch ☐ nicht ausgeführt
Bemerkungen			
▶ **Für Entspannung sorgen**	Überprüfen Sie, ob die momentane Position der Patientin/des Patienten eventuell schmerzverstärkend wirkt, und unterstützen Sie sie/ihn dabei, eine bequeme, möglichst entspannende Lage einzunehmen, oder sorgen Sie mit geeigneten Hilfsmitteln für eine entlastende Mobilisation.	Verkrampfungen und Fehlstellungen sind möglichst zu vermeiden. Zugleich wird die Patientin/der Patient auf unbewusste ungünstige Haltungsmuster aufmerksam gemacht.	☐ richtig ☐ falsch ☐ nicht ausgeführt
	Warten Sie, bis die analgetische Wirkung einsetzt, bevor Sie weitere Schritte unternehmen.	Schmerzlinderung hat Priorität.	☐ richtig ☐ falsch ☐ nicht ausgeführt
Dokumentieren	Überprüfen Sie erneut die Schmerzintensität und dokumentieren Sie die Daten mit Handzeichen im Schmerzprotokoll.	Die Wirksamkeit der Interventionen muss ständig überprüft werden, die Daten sind zu sichern.	☐ richtig ☐ falsch ☐ nicht ausgeführt

HANDLUNGSSCHRITTE	BESCHREIBUNG	BEGRÜNDUNG	BEOBACHTUNG
Durchführung			
Reserve einsetzen	Falls die Patientin/der Patient die Schmerzintensität mit NRS > 3/10 angibt und/oder falls sie/er die Schmerzlinderung als unbefriedigend bezeichnet, setzen Sie a) die zweite Schmerzreserve ein,		☐ richtig ☐ falsch ☐ nicht ausgeführt
Interdisziplinär zusammenarbeiten	b) oder lassen Sie, falls keine zweite Reserve verordnet wurde, vom zuständigen Arzt ein zusätzliches, rasch wirksames Schmerzmedikament verordnen.		☐ richtig ☐ falsch ☐ nicht ausgeführt
Bemerkungen			
▶ **Pharmakologische Fachkenntnis**	Überprüfen Sie, ob Ihre Kenntnisse über Indikation, Wirkung, unerwünschte Arzneiwirkungen und Kontraindikationen ausreichend sind.	Sie sorgen so für korrekte und situationsgerechte Ausführung der Handlung.	☐ richtig ☐ falsch ☐ nicht ausgeführt
Reserve verabreichen	Verabreichen Sie die allenfalls neu verordnete Schmerzreserve entsprechend der ärztlichen Verordnung.		☐ richtig ☐ falsch ☐ nicht ausgeführt
Dokumentieren	Dokumentieren Sie Zeitpunkt, verabreichtes Präparat, Dosis und Applikationsform mit Handzeichen im Schmerzprotokoll.	Die Daten sind stets festzuhalten.	☐ richtig ☐ falsch ☐ nicht ausgeführt
	Warten Sie, bis die analgetische Wirkung einsetzt, bevor Sie weitere Schritte unternehmen.	Schmerzlinderung hat Priorität.	☐ richtig ☐ falsch ☐ nicht ausgeführt

HANDLUNGSSCHRITTE	BESCHREIBUNG	BEGRÜNDUNG	BEOBACHTUNG
Durchführung			
Überprüfen und dokumentieren	Überprüfen Sie erneut die Schmerzintensität und dokumentieren Sie die Daten mit Handzeichen im Schmerzprotokoll.	Aufgrund der Dokumentation kann bedarfsinduziert die Basis-Analgetikatherapie angepasst werden.	☐ richtig ☐ falsch ☐ nicht ausgeführt
Interdisziplinär zusammenarbeiten	a) Falls die Patientin/der Patient die Schmerzlinderung weiterhin als unbefriedigend bezeichnet, informieren Sie den zuständigen Arzt und besprechen Sie mit ihm, welche weiteren Massnahmen zur Schmerzlinderung zu ergreifen sind.	Sie kennen Ihre Kompetenzen und nehmen sie wahr. Sie planen wirkungsvolle Interventionen im interdisziplinären fachlichen Austausch.	☐ richtig ☐ falsch ☐ nicht ausgeführt
	b) Falls die Patientin/der Patient die Schmerzlinderung als zufriedenstellend bezeichnet, gehen Sie weiter zu den nächsten Handlungsschritten.		☐ richtig ☐ falsch ☐ nicht ausgeführt
Bemerkungen			
▶ **Explorieren**	Befragen Sie die Patientin/den Patienten zu folgenden Punkten:	Die Patientin/der Patient fühlt sich in ihrem/seinem Erleben ernst genommen. Die Betroffenheit der Patientin/des Patienten in unterschiedlichen Lebensbereichen wird deutlich; der daraus entstandene Bedarf an Unterstützung kommt zum Ausdruck.	☐ richtig ☐ falsch ☐ nicht ausgeführt
	1. **Subjektive Einschätzung** zum Schmerzmanagement und zu dessen Wirksamkeit seit dem Assessment.	Sie/er kann ihre/seine Sichtweise der Situation darstellen und Fragen stellen.	☐ richtig ☐ falsch ☐ nicht ausgeführt

HANDLUNGSSCHRITTE	BESCHREIBUNG	BEGRÜNDUNG	BEOBACHTUNG
Durchführung			
	2. Vorstellungen, Erwartungen und **Befürchtungen** im Zusammenhang mit Therapiemassnahmen und möglichen unerwünschten Reaktionen.		☐ richtig ☐ falsch ☐ nicht ausgeführt
	3. Ereignisse, Erfahrungen, Phänomene, die die Patientin/der Patient im Zusammenhang mit der Wirksamkeit respektive unzureichenden Wirkung oder mit unerwünschten Nebenwirkungen der Therapien sieht.	Ängste, Traurigkeit und weitere Emotionen, die durch die Schmerzen und/oder durch bisherige Therapiemassnahmen ausgelöst wurden, können angesprochen werden.	☐ richtig ☐ falsch ☐ nicht ausgeführt
	4. Fragen der Patientin/des Patienten im Zusammenhang mit dem Schmerzmanagement.	Sie erfassen den Informations- und Klärungsbedarf der Patientin/des Patienten.	☐ richtig ☐ falsch ☐ nicht ausgeführt
	5. Durch bisherige Massnahmen **nicht abgedeckter Bedarf** nach Unterstützung/Begleitung auf physischer, seelischer, sozialer, spiritueller Ebene.	Sie erfassen die individuelle Bedarfslage.	☐ richtig ☐ falsch ☐ nicht ausgeführt
Dokumentieren	Halten Sie wichtige Aussagen stichwortartig fest.	Sie sichern so Daten, die für die künftige Gestaltung des Schmerzmanagements relevant sind.	☐ richtig ☐ falsch ☐ nicht ausgeführt
	Fassen Sie die Hauptergebnisse des bisherigen Gesprächs kurz zusammen.	Sie ermöglichen der Patientin/dem Patienten, inkorrekte Informationen richtigzustellen.	
Bemerkungen			

HANDLUNGSSCHRITTE	BESCHREIBUNG	BEGRÜNDUNG	BEOBACHTUNG
Durchführung			
▶ **Informieren und beraten**	Entscheiden Sie, zu welchen Aspekten, Fragen oder Problemstellungen Sie sofort Stellung nehmen respektive welche Massnahmen Sie einleiten wollen. Vereinbaren Sie für die Klärung der übrigen Punkte das weitere Vorgehen. Orientieren Sie die Patientin/den Patienten, welche Mitarbeiterinnen und Mitarbeiter im interdisziplinären Team Sie kontaktieren und informieren wollen.	Sie kennen Ihre Kompetenzen und nehmen sie wahr.	☐ richtig ☐ falsch ☐ nicht ausgeführt
Angebot aufzeigen	Bieten Sie der Patientin/dem Patienten Informationen über ergänzende nicht pharmakologische Massnahmen zur Schmerzlinderung an. Geben Sie der Patientin/dem Patienten zu jeder Intervention wesentliche Grundinformationen und weisen Sie auf Interventionen hin, die erfahrungsgemäss für die gegebene Situation besonders geeignet sind:	Indem Sie die Angebotspalette präsentieren, machen Sie Ihr Fachwissen und pflegerisches Erfahrungswissen für die Patientin/den Patienten nutzbar.	☐ richtig ☐ falsch ☐ nicht ausgeführt
	• Allgemeine oder lokale **Wärmeanwendung**	Dient zur Beruhigung und Entspannung.	☐ richtig ☐ falsch ☐ nicht ausgeführt
	• Lokale **Kälteanwendung**	Wirkt entzündungshemmend; bei länger dauernder Anwendung wird der Muskeltonus herabgesetzt.	☐ richtig ☐ falsch ☐ nicht ausgeführt
	• Aktive und oder passive **Bewegungstherapie**	Dient dazu, Beweglichkeit zu erhalten und/oder zu verbessern.	☐ richtig ☐ falsch ☐ nicht ausgeführt
	• **Entspannungstechniken:** z. B. **Autogenes Training** nach Schultz **Progressive Muskelentspannung** nach Jacobsen	Dienen zur Beruhigung des Nervensystems; lösen Muskelverspannungen.	☐ richtig ☐ falsch ☐ nicht ausgeführt
	• **Ablenkung**	Dient zur Schmerzlinderung durch Konzentration auf einen anderen Reiz.	☐ richtig ☐ falsch ☐ nicht ausgeführt

HANDLUNGSSCHRITTE	BESCHREIBUNG	BEGRÜNDUNG	BEOBACHTUNG
Durchführung			
	• **Verhaltenstherapeutische Verfahren:** z. B. **kognitiv-behaviorale Verfahren**	Dienen dazu, Bewältigungstechniken zu erlernen (Copingstrategien).	☐ richtig ☐ falsch ☐ nicht ausgeführt
	operante Verfahren	Dienen zum Abbau von Schmerzverhalten, fördern gesundes Verhalten und erhalten es aufrecht.	
	• **Stimulationsverfahren:** z. B. **Transkutane Elektrische Nervenstimulation** (TENS)	Wirkt schmerzleitungshemmend auf Rückenmarksebene.	☐ richtig ☐ falsch ☐ nicht ausgeführt
	Akupunktur	Aktiviert das schmerzhemmende System.	
	Fussreflexzonenmassage	Lindert die Schmerzen bei Muskelverspannungen und Kopfschmerzen.	
	Erläutern Sie, welche Massnahmen Sie als Pflegende anbieten können und für welche Interventionen spezialisierte Fachleute hinzugezogen werden. Lassen Sie der Patientin/dem Patienten Raum, um Fragen zu stellen.		☐ richtig ☐ falsch ☐ nicht ausgeführt
Entscheidung ermöglichen	Geben Sie der Patientin/dem Patienten Zeit zu überlegen, welche Massnahmen sie/er bevorzugt und welche sie/er ablehnt.	Es gilt, die Autonomie der Patientin/des Patienten zu respektieren und ihr/ihm die Möglichkeit zu geben, dass sie/er aufgrund persönlicher Präferenzen und/oder Vorerfahrungen eine informierte Entscheidung treffen kann.	☐ richtig ☐ falsch ☐ nicht ausgeführt
Bemerkungen			

HANDLUNGSSCHRITTE	BESCHREIBUNG	BEGRÜNDUNG	BEOBACHTUNG
Durchführung			
▶ **Vereinbaren**	Fällt die Wahl auf eine Intervention, die im Kompetenzbereich der Pflege liegt, planen Sie gemeinsam mit der Patientin/dem Patienten den geeigneten Zeitpunkt für deren Umsetzung.		☐ richtig ☐ falsch ☐ nicht ausgeführt
Intervention	Führen Sie die Massnahmen sorgfältig, korrekt und situativ angepasst durch.	Wenden Sie dabei Ihre pflegerischen Fähigkeiten und Fertigkeiten an. Die Patientin/der Patient fühlt sich sicher – das kann zur Schmerzlinderung beitragen.	☐ richtig ☐ falsch ☐ nicht ausgeführt
Informieren	Erklären Sie der Patientin/dem Patienten die zu erwartende Wirkung und mögliche andere Reaktionen und vereinbaren Sie mit ihr/ihm, in welchem Fall sie/er sich unbedingt melden soll.	Die Patientin/der Patient kann abschätzen, was auf sie/ihn zukommt, und weiss, wie sie/er sich verhalten soll.	☐ richtig ☐ falsch ☐ nicht ausgeführt
Dokumentieren	Halten Sie Besonderheiten während und/oder nach der Durchführung mit Handzeichen und Uhrzeit im Pflegebericht fest.	So kann die Wirkung der Massnahmen ausgewiesen werden.	☐ richtig ☐ falsch ☐ nicht ausgeführt
Informieren	Informieren Sie die Patientin/den Patienten, mit wem Sie das weitere Vorgehen bezüglich Interventionen, die ausserhalb der Handlungskompetenzen der Pflege liegen, besprechen wollen und dass sie/er in die Entscheidungen mit einbezogen wird.	Transparenz schafft Vertrauen. Die Zuständigkeiten werden geklärt. Die Autonomie der Patientin/des Patienten wird respektiert, und ihre/seine Mitwirkung im Pflegeprozess ist gewährleistet.	☐ richtig ☐ falsch ☐ nicht ausgeführt
Bemerkungen			

HANDLUNGSSCHRITTE	BESCHREIBUNG	BEGRÜNDUNG	BEOBACHTUNG
Nachbereitung			
Lagerung	Fragen Sie nach, ob die Lage bequem und möglichst entspannt ist, überprüfen Sie dies.	Es ist zu verhindern, dass die Wirkung der Massnahmen durch eine ungünstige Haltung/Lagerung beeinträchtigt wird.	☐ richtig ☐ falsch ☐ nicht ausgeführt
Planen	Sprechen Sie mit der Patientin/dem Patienten das weitere Vorgehen ab und vereinbaren Sie den Zeitpunkt für eine nächste Evaluation des Schmerzmanagements.		☐ richtig ☐ falsch ☐ nicht ausgeführt
Dokumentieren	Tragen Sie relevante Informationen und Vereinbarungen mit Datum und Handzeichen in der Pflegedokumentation ein. Dokumentieren Sie die vereinbarte Massnahmenplanung genau.	Die erhobenen Daten, geplante Interventionen, Technik und Rhythmus der Durchführung müssen für das Team stets transparent sein, ebenso die Vereinbarungen zum weiteren Vorgehen.	☐ richtig ☐ falsch ☐ nicht ausgeführt
Auswerten	Vergleichen Sie die bisherige medikamentöse Therapie mit den Aussagen der Patientin/des Patienten im Hinblick auf Wirksamkeit und unerwünschte Wirkungen. Falls die Wirksamkeit als ungenügend erlebt wurde, identifizieren Sie mögliche Gründe. Formulieren Sie Fragen an den zuständigen Arzt, die Ärztin und an weitere Mitarbeiterinnen/Mitarbeiter im interdisziplinären Team, erörtern und klären Sie diese Fragen entsprechend ihrer Dringlichkeit mit den zuständigen Personen.	So sammeln Sie Argumente für eine fachliche Diskussion innerhalb des interdisziplinären Teams. Konsultieren Sie bei Unsicherheiten die Ihnen zugängliche Fachliteratur unter Berücksichtigung der Abteilungsressourcen. Beraten Sie sich auch mit erfahrenen Pflegefachleuten im Team.	☐ richtig ☐ falsch ☐ nicht ausgeführt

Notizen: Chronische Schmerzen – Interventionen

▶

▶

▶

▶

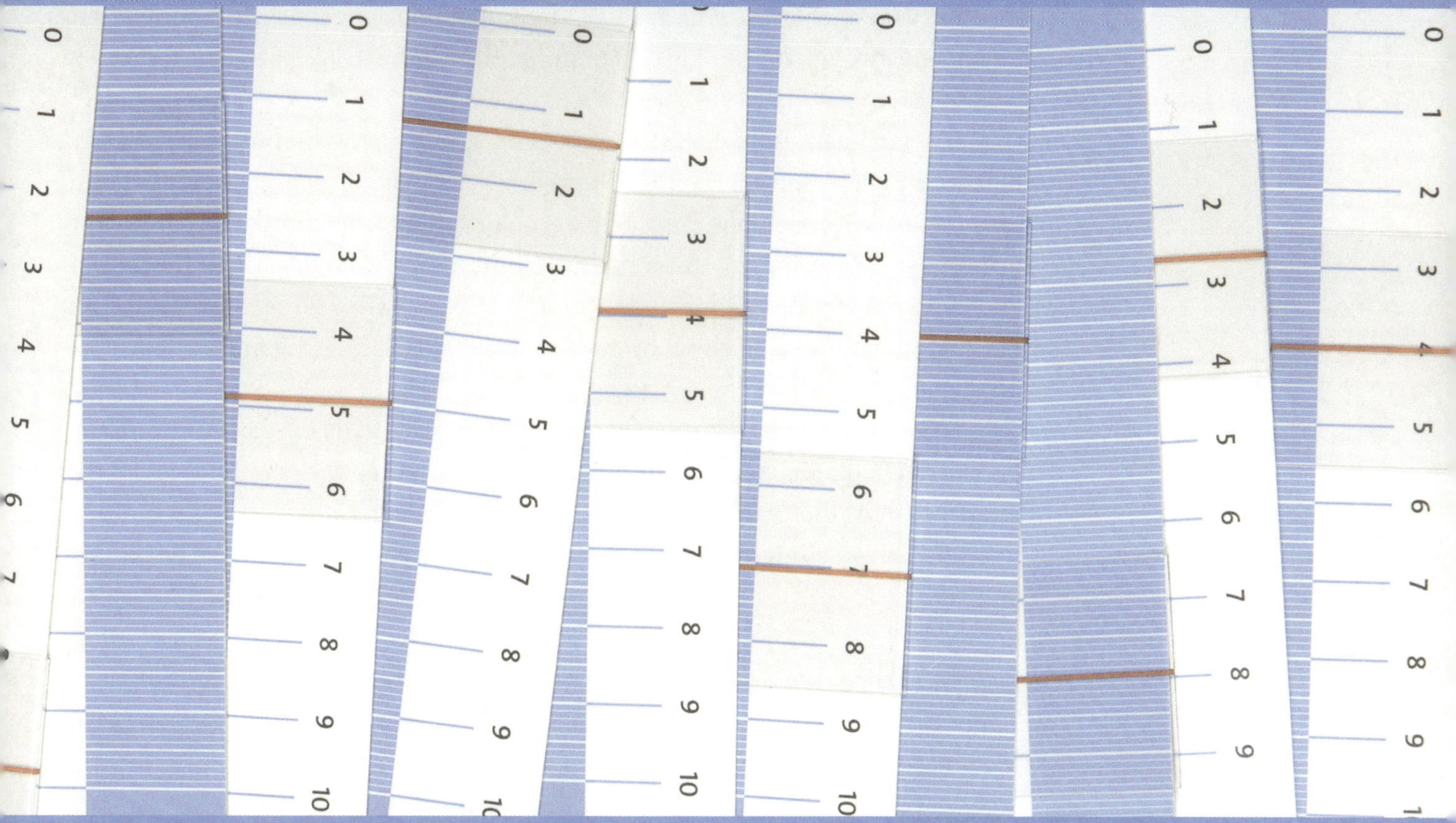

3 AUFGABEN ZUR VERTIEFUNG UND ZUM TRANSFER

3.1 Weiterführende Aufgaben

Fallbeispiel (Fortsetzung)

Mitte der zweiten Woche ihres Spitalaufenthalts sind die Schmerzen in Schulter- und Handgelenken von Frau W. dank dem neu angepassten Schmerzmanagement auf ein für sie zufriedenstellendes und erträgliches Mass zurückgegangen.
Gestern nach dem Abendessen klagte Frau W. aber plötzlich über kolikartige, heftigste Schmerzen im rechten Oberbauch. Es war ihr schrecklich übel, und ihre Stirn fühlte sich heiss an. Der herbeigerufene Dienstarzt vermutete aufgrund der körperlichen Untersuchung eine akute Cholezystitis. Diese Diagnose wurde durch Laborergebnisse und Ultraschalluntersuchung bestätigt. Frau W. musste sich noch während der Nacht notfallmässig einer laparoskopischen Cholezystektomie unterziehen.
Soeben kommt aus dem Aufwachraum die Mitteilung, dass Frau W. dort abgeholt werden kann. Beim Übergaberapport berichtet die zuständige Pflegefachfrau, dass die Operation ohne Komplikationen verlaufen sei und dass die postoperative Schmerztherapie über PDA-PCA bisher ausreichend wirkungsvoll war.

Welche Lernfragen stellen Sie sich im Hinblick auf die Verabreichung und Überwachung von schmerztherapeutischen Interventionen bei Frau W. in der postoperativen Phase?

Akute Schmerzen – Patientenkontrollierte Analgesie (PCA)

Ziele

Sie nennen die Unterschiede zwischen intravenöser (systemischer) Opioidapplikation und den regionalen Verfahren mittels Periduralanästhesie im Rahmen der PCA. Sie kennen Vorteile und Risiken beider Verfahren.
Sie benennen Beispiele für die primär eingesetzten Wirkstoffe (Opioide und Lokalanästhetika) und beschreiben deren Wirkungsweise aufgrund Ihrer pathophysiologischen Grundkenntnisse.
Sie beschreiben Kernpunkte für die Anleitung von Patientinnen/Patienten zum wirksamen Einsatz der PCA. Sie erarbeiten Durchführungsmerkmale für pflegerische Kontroll- und Überwachungsaufgaben im Rahmen von PCA und integrieren dabei Grenzwerte und pflegerische Handlungskompetenzen innerhalb des interdisziplinären Teams.

Ausgangs-informationen

Die patientenkontrollierte Analgesie (PCA) umfasst alle Formen der Selbstapplikation von wirksamen Analgetikamengen in festgelegten Zeitabständen durch die Patientin/den Patienten; dabei kommen Medikamentenpumpen zum Einsatz. Postoperativ werden intravenöse und epidurale Anwendungsformen zur Analgesie und Schmerzreduktion eingesetzt.
Die Dämpfung von Schmerzen wird mittels bereits intraoperativ eingeleiteter Nervenblockaden erreicht. Dies ist ein schmerztherapeutisches Anästhesieverfahren, das zur reversiblen Schmerzausschaltung in einem umschriebenen Gebiet des Körpers führt; das Ausmass der Beeinflussung sensibler, motorischer und sympathischer Nervenfasern ist abhängig von Applikationsniveau und Medikamentenkonzentration. Die gebräuchlichste Form im Rahmen von erwartungsgemäss schmerzintensiven chirurgischen Eingriffen ist die Periduralanästhesie (PDA) (auch Epiduralanästhesie oder *Patient Controlled Epidural Analgesia,* PCEA, genannt); dieses Verfahren wird auch als Langzeittherapie bei tumorbedingten Schmerzen genutzt.

Aufgabe

Erarbeiten Sie anhand Ihrer Grundlagenkenntnisse die Unterschiede zwischen systemischer Opioidapplikation und regionalen Anästhesieverfahren.

1. Klären Sie Fremdwörter und unklare Begriffe.
2. Erläutern Sie anhand einer schematischen Darstellung, wo die Wirkstoffe, die bei PCA eingesetzt werden, je nach Applikationsform (intravenös oder peridural) in die Schmerzleitung eingreifen, und umschreiben Sie je den Bereich der Schmerzhemmung.
3. Erläutern Sie das Basis-Bolus-Konzept und leiten Sie mögliche Fehlerquellen bei der Handhabung der PCA ab, die sich ungünstig auf deren Wirksamkeit auswirken können. Notieren Sie sich spezielle Merkpunkte zur zielgerichteten Anleitung für Patientinnen/Patienten mit systemischer i.v.-PCA und für solche mit regionaler PDA-PCA.

4. Erstellen Sie eine Übersicht über diejenigen Parameter, die Sie als Pflegende bei einer Patientin/einem Patienten mit PCA/PDA kontinuierlich überwachen; integrieren Sie Grenzwerte und die entsprechend erforderlichen Interventionen respektive Kriterien für die Benachrichtigung des zuständigen Anästhesiearztes. Vergleichen Sie Ihre Sammlung mit den Dokumenten zur *Überwachung eines Patienten mit Periduralanästhesie* des Berner Inselspitals (Binggeli 2004, S. 107–110) und diskutieren Sie mit Ihrer Kollegin/Ihrem Kollegen im Tandem die Unterschiede.

Sozialform Einzelarbeit/Partnerarbeit/Literaturstudium

Zeit 100 Minuten

Literatur/Medien

Binggeli, Hanni (2004): *Schmerz – Schmerztherapie. Ganzheitliche Sicht und die Auseinandersetzung mit dem Phänomen Schmerz* (3., überarbeitete und erweiterte Auflage). Merligen: Eigenverlag H. Binggeli. S. 103, S. 107–111, S. 133–135.

Kellnhauser, Edith/Schewior-Popp, Susanne/Sitzmann, Franz/Geissner, Ursula/Gümmer, Martina/Ullrich, Lothar (Hrsg.) (2004): *THIEMEs Pflege. Professionalität erleben.* (10., komplett überarbeitete Auflage). Stuttgart: Thieme. S. 972f., 976f.

Lauber, Annette/Schmalstieg, Petra (Hrsg.) (2003): *Pflegerische Interventionen.* Stuttgart: Thieme [Verstehen & Pflegen, Band 3]. S. 613, S. 618f.

Menche, Nicole/Klare, Tilmann (Hrsg.) (2000): *Pflege konkret: Innere Medizin. Lehrbuch und Atlas für Pflegende* (3., vollständig überarbeitete Auflage). München: Urban & Fischer. S. 158–161.

Schmid, Beat/Hartmeier, Cora/Bannert, Christian (2003): *Arzneimittellehre für Krankenpflegeberufe* (7., neu bearbeitete und aktualisierte Auflage). Stuttgart: Wissenschaftliche Verlagsgesellschaft. S. 64–68, S. 79f.

Alon, Eli (2000): Postoperative Schmerzbehandlung. ‹http://www.dolor.ch/content_d/dolor_ausgaben/dol002.htm› [24.1.2008].

Schmerzmanagement – Nicht pharmakologische Interventionen

Ziele

Sie vertiefen Ihre Kenntnisse zu Wirkungsweise und Einsatzmöglichkeiten von nicht pharmakologischen Massnahmen im Schmerzmanagement bei akuten und chronischen Schmerzen.
Sie verstehen Schmerz als eine mehrdimensionale Erfahrung und erfassen auf dieser Basis die Bedeutung pflegerischer Interventionen als wichtige Unterstützung der Schmerzlinderung.
Sie entwickeln Ihr Wissen und Bewusstsein, welche Kompetenzen Sie als Pflegende bei der praktischen Umsetzung (Ausführen und/oder Beraten) haben.

Aufgabe

1. Studieren Sie die angegebene Literatur. Klären Sie Fremdwörter und unklare Begriffe.
2. Bestimmen Sie in Absprache mit Ihrer Kollegin/Ihrem Kollegen im Tandem, wer welche Interventionen aus der folgenden Liste bearbeitet:
   - Allgemeine oder lokale *Wärmeanwendung,*
   - Lokale *Kälteanwendung,*
   - *Stimulationsverfahren* (Transkutane Elektrische Nervenstimulation, TENS); *Akupunktur; Fussreflexzonenmassage; Akupressur),*
   - Aktive und/oder passive *Bewegungstherapie,* Lagerung,
   - *Entspannungstechniken,*
   - *Verhaltenstherapeutische Verfahren (Kognitiv-behaviorale Verfahren; operante Verfahren).*
3. Erstellen Sie je Intervention ein Mindmap, das Wirkungsweise, Indikationen und allfällige Kontraindikationen der Intervention aufzeigt.
4. Stellen Sie einander Ihre Ergebnisse im Tandem gegenseitig vor.
5. Diskutieren Sie und halten Sie fest, für welche Pflegesituationen welche Intervention besonders gut geeignet ist und welche Kompetenzen Sie als Pflegeperson bezüglich Anwendung haben.
6. Argumentieren Sie, weshalb der Einsatz von nicht pharmakologischen Interventionen ein bedeutsamer Teil des Schmerzmanagements ist.

Sozialform

Einzelarbeit/Partnerarbeit/Literaturstudium

Zeit

100 Minuten

Literatur

Heuwinkel-Otter, Annette/Nümann-Dulke, Anke/Matscheko, Norbert (2006): *Pflegediagnosen, Beobachtungstechniken, Pflegemassnahmen.* Heidelberg: Springer Medizin [Menschen pflegen, Band 2]. S. 442–449, S. 660–662.

Kellnhauser, Edith/Schewior-Popp, Susanne/Sitzmann, Franz/Geissner, Ursula/Gümmer, Martina/Ullrich, Lothar (Hrsg.) (2004): *THIEMEs Pflege. Professionalität erleben.* (10., komplett überarbeitete Auflage). Stuttgart: Thieme. S. 510–512.

Lauber, Annette/Schmalstieg, Petra (Hrsg.) (2003): *Pflegerische Interventionen.* Stuttgart: Thieme [Verstehen & Pflegen, Band 3]. S. 123 f., S. 620–625.

Menche, Nicole/Klare, Tilmann (Hrsg.) (2000): *Pflege konkret: Innere Medizin. Lehrbuch und Atlas für Pflegende* (3., vollständig überarbeitete Auflage). München: Urban & Fischer. S. 161–166.

Schmerzmedikamente – Verabreichungszeiten

Ziele

Training zum Festlegen von Verabreichungszeiten für Analgetika auf Basis der ärztlichen Medikamentenverordnung.

Aufgabe

Lösen Sie die folgenden Aufgaben allein, vergleichen Sie Ihre Ergebnisse anschliessend mit jenen Ihrer Kollegin/Ihres Kollegen im Tandem und mit den ausliegenden Lösungen. Analysieren Sie gegebenenfalls Fehlerquellen und fragen Sie bei Unklarheiten bei Ihrem/r Trainer/in nach.

1. Wonach richtet sich das Dosierungsintervall analgetisch wirksamer Medikamente?

2. Praxisbeispiele:

   Beispiel A
   42-jähriger Mann, 2. postoperativer Tag nach grösserem Eingriff im Thoraxbereich.

   Verordnete Medikamente für 24 Stunden:
   Vilan® 4 × 5 mg i.m.
   Ponstan® 3 × 1 Tablette à 500 mg.
   - Welche Verabreichungszeiten legen Sie für diese Medikamente fest?
   - Erläutern Sie anhand einer schematischen Darstellung (Vorlage im Anhang, S. 127) die fachlichen Kriterien, die zu Ihrer Entscheidung geführt haben.

   Beispiel B
   62-jährige Frau, chronische, starke Schmerzen mit unregelmässig auftretenden Schmerzspitzen infolge eines Mammakarzinoms mit Knochenmetastasen.

   Verordnete Medikamente für 24 Stunden:
   MST Continus® retard 2 × 1 Tablette à 60 mg
   Dafalgan® 3 × 2 Tabletten à 500 mg
   Morphin® HCl bei Bedarf: 5–7,5 mg s.c., 4–6-stündlich.
   - Welcher WHO-Stufe ordnen Sie diese Schmerztherapie zu?
   - Wie verteilen Sie die Verabreichungszeiten für die Basis-Schmerzmedikation? Mit welchen fachlichen Begründungen?
   - Berechnen Sie, wie viel Morphin aus der Reserve Sie dieser Frau innerhalb 24 Stunden anbieten können, wenn Sie die Verordnung entweder minimal oder maximal ausschöpfen. Interpretieren Sie die sich ergebende Differenz. Was bedeutet dies für Ihre Verantwortung als Pflegende?

Sozialform

Einzelarbeit/Partnerarbeit mit Literaturstudium

Zeit

50 Minuten

Literatur/Medien

Kellnhauser, Edith/Schewior-Popp, Susanne/Sitzmann, Franz/Geissner, Ursula/Gümmer, Martina/Ullrich, Lothar (Hrsg.) (2004): *THIEMEs Pflege. Professionalität erleben.* (10., komplett überarbeitete Auflage). Stuttgart: Thieme. S. 509 f.

Schmid, Beat/Hartmeier, Cora/Bannert, Christian. (2003): *Arzneimittellehre für Krankenpflegeberufe* (7., neu bearbeitete und aktualisierte Auflage). Stuttgart: Wissenschaftliche Verlagsgesellschaft. S. 64–73.

Documed AG (2006): Arzneimittel-Kompendium der Schweiz. ‹http://www.kompendium.ch› [26.01.2008].

Rastervorlage: Medikamentenverteilung über 24 Stunden (im Anhang, S. 127).

Anwendung von Systemen zur transdermalen Opioidtherapie

Ziele

Sie kennen die Wirkungsweise von Systemen zur transdermalen Verabreichung von Opioiden und benennen zwei gebräuchliche Handelspräparate. Sie schätzen Vor- und Nachteile ein sowie die Risiken, die mit deren Anwendung verbunden sind. Sie beschreiben, worauf Sie bei der Verabreichung besonders achten und wie Sie als Pflegende Sicherheit und Wirksamkeit der Anwendung gewährleisten.

Aufgabe

1. Lesen Sie die aufgeführte Literatur und erstellen Sie ein Merkblatt, in dem Sie die Funktionsweise des transdermalen Systems sowie Vorteile und Risiken, die mit dessen Anwendung verbunden sind, auflisten. Vergleichen Sie die beiden in der Schweiz erhältlichen Handelspräparate (inklusive Wirkstoffe) im Hinblick auf Hauptindikationen und Kontraindikationen. Halten Sie Merkpunkte zur Applikation und Überwachung der transdermalen Opioidtherapie fest; unterscheiden Sie dabei zwischen Massnahmen, die Sie als Pflegende ergreifen, und Informationen, die die Patientin/der Patient erhalten muss, bei der/dem das Pflaster appliziert wird.
2. Bestimmen Sie anhand der Tabelle in Thomm (2005, S. 153) die Grösse (Dosierung) des Pflasters, wenn von einer Tagesdosis von 40 mg MST Continus® auf Durogesic® Matrix umgestellt werden soll; vergleichen Sie das Ergebnis mit demjenigen auf der Opimeter®-Äquivalenztabelle. Interpretieren Sie das Resultat Ihrer Überprüfung.
   Bestimmen Sie nun anhand des Opimeters® die entsprechende Pflastergrösse, falls auf Transtec® umgestellt werden soll.

Sozialform

Einzelarbeit mit Literaturstudium/Selbststudium

Zeit

75 Minuten

Literatur/Medien

Beubler, Eckhard (2003): *Kompendium der medikamentösen Schmerztherapie. Wirkungen, Nebenwirkungen und Kombinationsmöglichkeiten* (2., überarbeitete und erweiterte Auflage). Wien: Springer. S. 42, S. 62–67.

Documed AG (2006): *Arzneimittel-Kompendium der Schweiz.* ‹http://www.kompendium.ch› [26.01.2008].

Thomm, Monika (2005): *Schmerzpatienten in der Pflege* (5., vollständig überarbeitete und erweiterte Auflage). Stuttgart: Kohlhammer. S. 149–162.

Mundipharma: Opimeter® Äquivalenztabelle.

Medikamentenpumpen

Ziele

Sie kennen die Funktionsprinzipien von extern tragbaren Medikamentenpumpen, die im Rahmen der PCA eingesetzt werden. Sie orientieren sich an Ihrem Praxisort über dort gebräuchliche Handelsprodukte und über die bestehenden Standards für die Pflege. Sie bringen in Erfahrung, wie Zuständigkeiten und Kompetenzen der Pflegenden in der Zusammenarbeit mit dem internen Schmerzdienst (respektive dem Anästhesiedienst) geregelt sind.
Sie benennen Hauptmerkpunkte für die Instruktion und Information der Patientinnen/Patienten einerseits und für Überwachungs- und Kontrollaufgaben der Pflegenden am Gerät andererseits.

Aufgabe

1. Studieren Sie die aufgeführte Literatur.
2. Halten Sie die Funktionsprinzipien von extern tragbaren Medikamentenpumpen in für Sie nützlicher Form (Matrix, Mindmap oder ähnlich) fest. Notieren Sie sich, was Sie im Zusammenhang mit dem Einsatz von Medikamentenpumpen für PCA an Ihrem Praxisort bereits wissen.
3. Sie wollen ein Merkblatt verfassen, das einerseits Ihre Kontrollaufgaben und Kompetenzen aufzeigt, wenn Sie eine Patientin/einen Patienten mit Medikamentenpumpe pflegen, und das andererseits wichtige Informationen enthält, die diese Patientin/dieser Patient von Ihnen erhalten muss. Erstellen Sie eine Liste mit Fragen, die Sie dazu an Ihrem Praxisort klären wollen, und überlegen Sie sich, wer Ihnen am besten Auskunft geben kann. Vereinbaren Sie einen Gesprächstermin mit der entsprechenden Fachperson.
4. Verfassen Sie anhand der gesammelten Informationen aus der Literatur und dem Experteninterview ein Merkblatt, das einerseits Ihre Kontrollaufgaben und Kompetenzen aufzeigt, wenn Sie eine Patientin/einen Patienten mit Medikamentenpumpe pflegen, und andererseits wichtige Informationen enthält, die diese Patientin/dieser Patient von Ihnen erhalten muss.

Sozialform

Einzelarbeit mit Literaturstudium/Selbststudium/Befragung einer Fachperson

Literatur/Medien

Binggeli, Hanni (2004): *Schmerz – Schmerztherapie. Ganzheitliche Sicht und die Auseinandersetzung mit dem Phänomen Schmerz* (3., überarbeitete und erweiterte Auflage). Merligen: Eigenverlag H. Binggeli. S. 133–135.

Lauber, Annette/Schmalstieg, Petra (Hrsg.) (2003): *Pflegerische Interventionen.* Stuttgart: Thieme [Verstehen & Pflegen, Band 3]. S. 613 f.

Thomm, Monika (2005): *Schmerzpatienten in der Pflege* (5., vollständig überarbeitete und erweiterte Auflage). Stuttgart: Kohlhammer. S. 186–189.

3.2 Transferaufgaben

Alte Menschen, Chronischkranke und Behinderte (ACB)

Fallbeispiel

Sie sind für die Pflege von Herrn M. zuständig. Der 76-jährige Rentner ist vor einer Woche auf einem seiner ausgedehnten Spaziergänge gestürzt. Bis dahin war er sehr rüstig und stolz auf seine Kraft und Beweglichkeit. Nachdem die Schwellung im Unterschenkel zurückgegangen war, musste die geschlossene Fraktur an seinem rechten Sprunggelenk schliesslich doch operiert werden. Vor der Operation hatte Herr M. zeitweise heftige Schmerzen, und die verordnete Bettruhe machte ihm zu schaffen. Er musste jeweils beinahe dazu überredet werden, sich ein zusätzliches Schmerzmedikament verabreichen zu lassen. Er sei bisher gewohnt gewesen, möglichst ohne Medikamente auszukommen, argumentierte er. Umso mehr schätzte Herr M., dass die Pflegenden auch andere Methoden zur Schmerzbekämpfung einsetzten; das Auflegen von Coldpacks half den Schmerz auf ein erträgliches Niveau zu reduzieren.
Die vor drei Tagen erfolgte Osteosynthese gewährleistet Übungsstabilität. Das heisst, dass Herr M. seinen rechten Fuss nun regelmässig nach Anleitung durch die Physiotherapeutin bewegen soll, dass er das rechte Bein aber noch nicht belasten darf.
Heute Morgen treffen Sie Herrn M. traurig und mit angespanntem Gesichtsausdruck im Bett liegend an. Auf Ihre Fragen gibt er nur zögernd Auskunft. Sie bekommen den Eindruck, dass Herr M. noch gar nicht richtig aufgewacht ist, weil Sie kaum verstehen, was er vor sich hin murmelt.
Allmählich finden Sie heraus, dass sich Herr M. komplett schlapp, dauernd schläfrig und ohne Energie fühlt und dass er glaubt, nie wieder zu Kräften zu kommen. Die Bewegungsübungen, die er exakt und konsequent mehrmals täglich – wenn er wach ist, sogar nachts – macht, verursachen teilweise stechende Schmerzen. Auch wisse er bald nicht mehr, wie er liegen solle, und letzte Nacht hat ihn ein lästiger Hustenreiz lange Zeit wach gehalten. Herr M. verspürt überhaupt keine Lust auf Frühstück, im Gegenteil, seit gestern sei ihm immer mehr oder weniger übel, und wenn er sich aufsetzt, auch leicht schwindlig.

Er hat folgende postoperative Schmerztherapie:
4 × 1,5 g Novalgin® i. v. (Kurzinfusion)
PCA (i. v.): Bolus = 3 mg Dipidolor®; Sperrzeit = 10 Minuten; Maximaldosis = 30 mg in 4 Stunden; KEINE Basisflussrate.
Ein Kontrollblick auf den Monitor der PCA-Pumpe zeigt Ihnen, dass Herr M. in den vergangenen 24 Stunden insgesamt 150 mg Dipidolor per Knopfdruck abgerufen hat.

Ziele

Die Risikofaktoren in der aktuellen Situation von Herrn M. werden identifiziert.

Die aktuelle postoperative Schmerztherapie wird nach einer kritischen Evaluation auf Herrn M.s Bedarf angepasst.
Ein Pflegeplan zu unterstützenden pflegerischen Interventionen im Rahmen des Schmerzmanagements ist erstellt.

Aufgabe

1. Klären Sie in Partnerarbeit Fremdwörter und unklare Begriffe.
2. Notieren Sie sich, welche Aspekte bezüglich Pharmakokinetik, der Wirkung und möglicher unerwünschter Arzneiwirkungen von Schmerzmedikamenten bei älteren Menschen besonders beachtet werden müssen.
3. Welche Risiken stehen in dieser Pflegesituation im Moment im Vordergrund?
4. Erstellen Sie einen Pflegeplan zu Massnahmen, die bei Herrn M. eine Schmerzlinderung unterstützen können.
5. Welche konkreten Schritte unternehmen Sie unmittelbar in der Situation?

Sozialform

Partnerarbeit

Zeit

90 Minuten

Literatur

Beubler, Eckhard (2003): *Kompendium der medikamentösen Schmerztherapie. Wirkungen, Nebenwirkungen und Kombinationsmöglichkeiten* (2., überarbeitete und erweiterte Auflage). Wien: Springer. S. 89–92.

Kellnhauser, Edith/Schewior-Popp, Susanne/Sitzmann, Franz/Geissner, Ursula/Gümmer, Martina/Ullrich, Lothar (Hrsg.) (2004): *THIEMEs Pflege. Professionalität erleben.* (10., komplett überarbeitete Auflage). Stuttgart: Thieme. S. 178, S. 509–512.

Lauber, Annette/Schmalstieg, Petra (Hrsg.) (2003): *Pflegerische Interventionen.* Stuttgart: Thieme [Verstehen & Pflegen, Band 3]. S. 611–13, S. 620–26.

Psychiatrie

Fallbeispiel

Frau B. war Postbeamtin. Sie musste wegen zunehmender Rückenschmerzen vorzeitig in Rente gehen. Das fiel ihr schwer, denn sie liebte ihre berufliche Tätigkeit. In den Jahren danach fiel ihrem Ehemann auf, dass ihre Vergesslichkeit rasch zunahm. Was zunächst als normale Alterserscheinung betrachtet worden war und teilweise zu komischen Anekdoten in der Familiengeschichte beigetragen hatte, entpuppte sich als Beginn einer Alzheimer-Krankheit.
Mit heute 78 Jahren zeigt sich die demenzielle Störung bei Frau B. in zeitweiliger Desorientierung; es ist ihr kaum mehr möglich, einfache Verrichtungen im Alltag selbst vorzunehmen. Trotzdem kann Frau B. dank der Unterstützung und Betreuung durch ihren Mann und die Familie immer noch zu Hause leben. Die drei Söhne und beide Töchter, die mit ihren Familien alle in der Nähe leben, haben gemeinsam mit dem Vater und mithilfe der Spitexdienste ein rund um die Uhr funktionierendes Konzept erstellt. Dieses gewährleistet, dass Frau B. nie ohne Begleitung ist, es sorgt aber auch dafür, dass jedes Familienmitglied regelmässig entlastet wird.
Eine Folge ihrer Vergesslichkeit ist, dass Frau B. nicht mehr adäquat Auskunft über die Intensität und Beeinträchtigung durch ihre Rückenschmerzen geben kann. Ihr Mann vermutet und befürchtet, dass sie oft sehr leidet. Ihm ist in letzter Zeit vermehrt ihr angespannter Gesichtsausdruck aufgefallen, und wenn sie sich hinsetzt oder aufsteht, stöhnt Frau B. ab und zu. Herr B. möchte, dass der Hausarzt wirksamere Schmerzmedikamente verordnet; er weiss aber nicht recht, wie er argumentieren soll. Er fragt Sie, was Sie ihm raten würden.

Ziele

Sie kennen Strategien und Hilfsmittel für ein adäquates Schmerzmanagement bei Menschen, die durch Kommunikationsstörungen unterschiedlicher Genese nicht oder nur sehr eingeschränkt über ihre Schmerzen berichten können.

Aufgabe

1. Klären Sie Fremdwörter und unklare Begriffe.
2. Vergegenwärtigen Sie sich zusammen mit Ihrer Nachbarin/Ihrem Nachbarn im Tandem die möglichen Folgen, die chronische Schmerzen für Betroffene haben können. Welche sind für Frau B. relevant?
3. Notieren Sie sich Begleitsymptome, die auf Schmerzen hinweisen können.
4. Schauen Sie sich das Erfassungsinstrument *Echelle comportementale de la douleur pour personnes âgées non communicantes* (ECPA) (vgl. Anhang, S. 113f.) genau an. Erörtern Sie gemeinsam die Unterschiede zu anderen Schmerzassessmentinstrumenten, die Sie kennen.
5. Entwerfen Sie ein Konzept, das beschreibt, welche Massnahmen Sie zum Schmerzmanagement bei Frau B. vorschlagen. Überlegen und erläutern Sie, wie die ECPA hier einzusetzen ist und wie die Familienmitglieder in das Schmerzmanagement eingebunden werden können.

Sozialform Partnerarbeit

Zeit 100 Minuten

Literatur Lauber, Annette/Schmalstieg, Petra (Hrsg.) (2001): *Wahrnehmen und Beobachten.* Stuttgart: Thieme [Verstehen & Pflegen, Band 2]. S. 385–389, S. 392.

Kind, Jugendliche, Familie, Frau (KJFF)

Fallbeispiel

Dem achtjährigen Lars wurde vorgestern früh ein bereits perforierter Appendix operativ entfernt. Lars war nachts häufig unruhig, wirkte verkrampft und klagte über starke Bauchschmerzen bei der kleinsten Bewegung. Via Infusion wurden ihm kontinuierlich 4,5 mg Tramal/Stunde verabreicht. Auf wiederholtes Drängen der anwesenden Mutter verabreichte ihm die Pflegende der Nachtwache gegen vier Uhr früh 150 mg Novalgin® als Kurzinfusion aus der Reserve, worauf der Knabe doch noch ein, zwei Stunden schlief.
Als Sie morgens ins Zimmer treten, drückt sich der Junge weinend und angespannt in die Arme seines Vaters, der seine Frau nun am Krankenbett ablöst. Das Kind wirkt ängstlich und gibt erneut starke Bauchschmerzen an. Ihr Kontrollblick auf seinen Bauch zeigt einen einwandfreien Verband, die Bauchdecke scheint nicht gespannt. Beide Eltern machen sich grosse Sorgen, weil ihr Kind immer noch so leidet. Sie fragen, ob Sie denn nichts dagegen tun könnten.
Da die Schmerzreserve auf sechsstündliche Intervalle festgelegt wurde, müssten Sie bis zur nächsten Gabe noch drei Stunden warten. Sie rufen den zuständigen Anästhesiearzt an und schildern ihm kurz die Situation; daraufhin fragen Sie, was Sie dem Jungen sofort zusätzlich geben dürfen, um seine Schmerzen zu lindern. Der Arzt reagiert leicht ungeduldig, er scheint nicht gewillt, an seiner Verordnung etwas zu ändern. Da ja äusserlich alles in Ordnung scheint, könnten die Schmerzen wohl nicht mehr so gross sein, die Ursache sei ja behoben worden. Er könne jetzt nicht weg, werde aber den Operateur vorbeischicken. Auch auf dessen Visite scheitern Sie mit Ihrem Anliegen, dass dem Patienten zusätzlich ein rasch wirksames Schmerzmedikament verschrieben wird; der kurze Check-up des Chirurgen ergibt nichts Beunruhigendes, was auf eine Komplikation hinweisen würde. Dies scheint zumindest den Vater etwas zu beruhigen. Der kleine Junge aber, der die körperliche Untersuchung mit vor Schreck geweiteten Augen über sich ergehen liess, rollt sich anschliessend schluchzend unter der Decke zusammen. Vor der Zimmertüre meint der Arzt bloss: «Sorgen Sie dafür, dass der Junge nun sobald als möglich mobilisiert wird, das lenkt ihn ab, dann wird er seine Schmerzen schon vergessen.»
Ihnen ist unwohl bei der Sache, und Sie fühlen sich nicht ernst genommen. Sie nehmen sich vor, die Problematik heute am Gruppenrapport einzubringen; in der Diskussion mit Ihren Teamkolleginnen und -kollegen wollen Sie herausfinden, wie Sie in dieser oder ähnlichen Situationen künftig vorgehen können.

Ziele

Sie setzen sich mit einer möglichen Konfliktsituation in der interdisziplinären Zusammenarbeit auseinander.
Sie erarbeiten in Teamarbeit Handlungsstrategien, die Sie in solchen und ähnlichen Situationen befähigen, Lösungen im Interesse der Patientin/des Patienten auszuhandeln.

Aufgabe

1. Klären Sie Fremdwörter und unklare Begriffe.
2. Lesen Sie den bezeichneten Ausschnitt in der aufgeführten Literatur nach. Notieren Sie sich Merkpunkte zum Schmerzempfinden bei Kindern, zu physischen und psychischen Folgen starker Schmerzen in dieser Altersgruppe sowie zu Handlungskompetenzen der Pflegenden und Besonderheiten in der interdisziplinären Zusammenarbeit im Bereich der Pädiatrie.
3. Diskutieren Sie in der Gruppe. Stellen Sie sich vor, dass die Pflegesituation am Gruppenrapport diskutiert wird. Eine Studierende/ein Studierender übernimmt die Rolle der/des unmittelbar in die Situation Involvierten; verteilen Sie beim Einstieg in die Diskussion weitere Rollen zu folgenden Haltungen:
   - «Immer wieder dieser Kampf! Da geht es doch bloss um die Frage, wer das Sagen hat – wo bleibt da das Recht des Patienten auf angepasste Behandlung und Linderung?»
   - «Es liegt in unserer Verantwortung, die Interessen des Patienten zu vertreten. Dieser Junge leidet und braucht eine auf ihn abgestimmte Schmerztherapie; wir dürfen nicht zulassen, dass ein Chronifizierungsprozess in Gang kommt.»
   - «Einverstanden mit der ärztlichen Verordnung; erfahrungsgemäss lassen die Schmerzen nach einem solchen Eingriff bald nach.»
   - «Die Ärzte tragen die Verantwortung für Wirkung und Nebenwirkungen der Therapien. Deshalb verordnen sie, und Pflegende haben sich daran zu halten.»

   Versuchen Sie die unterschiedlichen Standpunkte einzubringen. Argumentieren Sie mit Ihrem Fachwissen. Suchen Sie nach konkreten und gangbaren Wegen, die in einer konstruktiven interdisziplinären Zusammenarbeit zu einem wirkungsvollen Schmerzmanagement bei dem kleinen Jungen führen.
4. Halten Sie die geplanten Handlungsschritte in Stichworten fest.

Sozialform

Leseauftrag und Gruppendiskussion (mindestens fünf Studierende)

Zeit

100 Minuten

Literatur

Lauber, Annette/Schmalstieg, Petra (Hrsg.) (2003): *Pflegerische Interventionen.* Stuttgart: Thieme [Verstehen & Pflegen, Band 3]. S. 633–637.

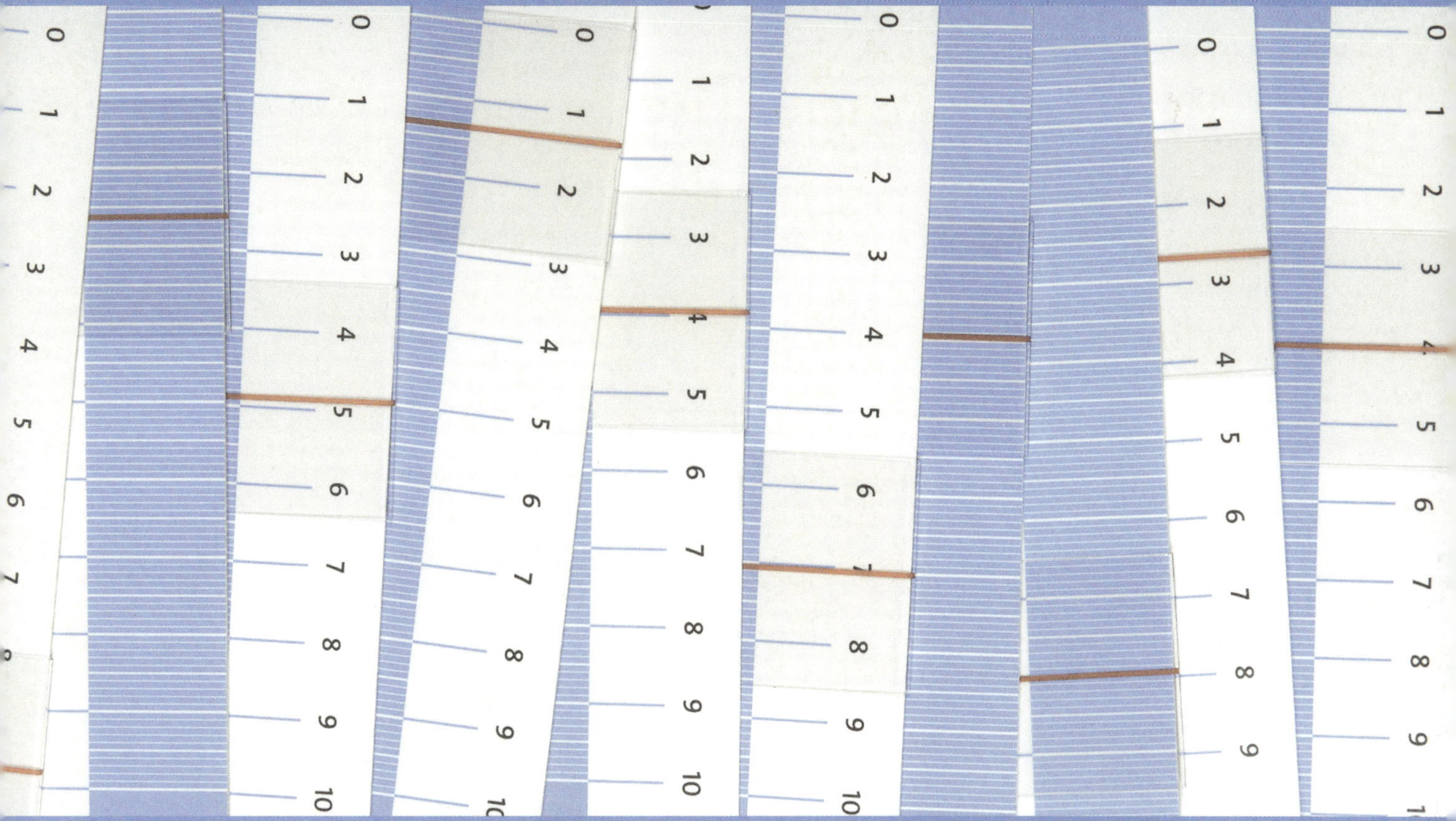

4 WERKSTATTANALYSE, LERNERFOLGSKONTROLLE UND LÖSUNGEN VORKENNTNISTEST

4.1 Reflexion zur Werkstattarbeit

Analysieren Sie die Durchführung der Fähigkeits-/Fertigkeitswerkstatt und der Erfahrungs-/Erkundungswerkstatt mithilfe folgender Fragen:

Zur Anlage und Durchführung der Werkstätten

Die Ziele und Aufträge waren …

klar verständlich — unverständlich

Anregungen:

Die Arbeitsmethode war …

hilfreich — erschwerend

Veränderungsmöglichkeiten:

Die Sozialform wirkte …

unterstützend — hindernd

Vorschläge:

Die Inhalte waren …

lehrreich — nicht relevant

Themenvorschläge, Ergänzungen:

Zum Ergebnis der Werkstätten

Ich habe die Ziele der Arbeitsaufträge …

erreicht — nicht erreicht

Folgende Inhalte werde ich nachbearbeiten:

Zu den Inhalten wurde mir heute wichtig bzw. deutlich:

Welche relevanten Erkenntnisse nehme ich für die Arbeit in der Praxis mit?

Welche Konsequenzen ziehe ich aus dieser Analyse für weitere Werkstätten?

Was ich sonst noch anmerken möchte:

Bringen Sie Ihre Erfahrungen anschliessend im Plenum ein.

Fragen zu den Themen, die Sie in der Gruppe nicht klären konnten, werden beim Abschluss im Plenum geklärt.

4.2 Lernerfolgskontrolle

Schmerzen und Schmerzmanagement

Welches sind die wesentlichen Unterschiede zwischen akuten und chronischen Schmerzen?

Welche Aspekte beeinflussen das Schmerzerleben eines Menschen?

Mit welchen Zielsetzungen wird ein umfassendes Schmerzassessment durchgeführt, und welche Kriterien müssen die erhobenen Daten deshalb erfüllen?

Welches sind die Prinzipien der medikamentösen Schmerztherapie nach WHO?

Wie wird das WHO-Stufenschema bei akuten und wie bei chronischen Schmerzen angewendet?

In welchen Situationen besteht die Gefahr, dass sich ein Schmerzgedächtnis ausbilden kann?
Mit welchen Interventionen wirken Pflegende und das interdisziplinäre Team dem entgegen?

In welchen Pflegesituationen ist Wärmeapplikation zur Schmerzlinderung absolut kontraindiziert?

Welches sind die Beiträge der Pflege zur bestmöglichen Zusammenarbeit im interdisziplinären Schmerzmanagement-Team?

4.3 Lösungen zur Selbstkontrolle des Vorkenntnistests

Frage 1

Benennen Sie im Schema die an der Reizleitung beteiligten Strukturen und Wirkstoffe und erläutern Sie deren Funktion; differenzieren Sie dabei zwischen dem afferenten und dem hemmenden System.

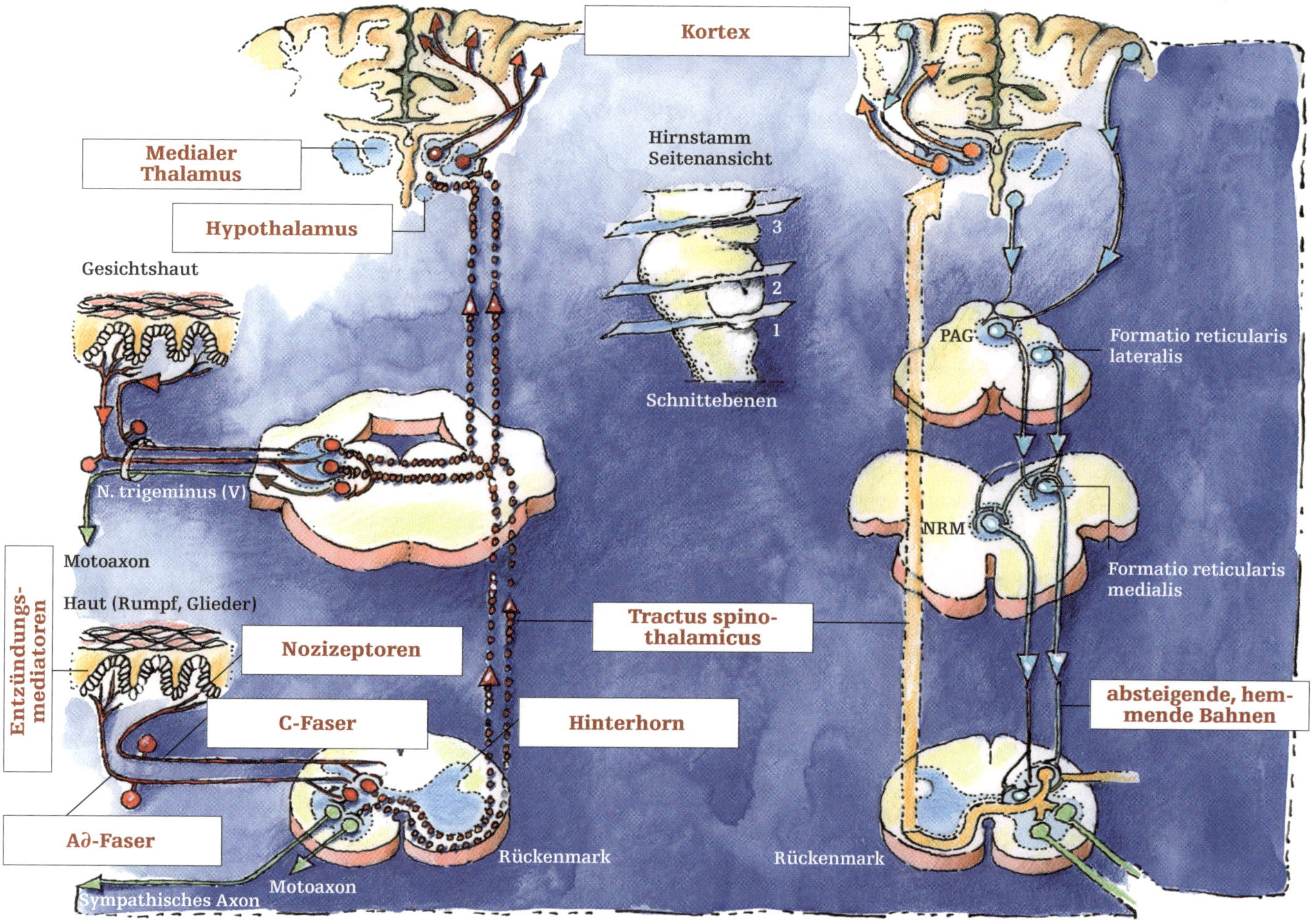

Nach: Thews, Gerhard/Mutschler, Ernst/Vaupel, Peter (1999): *Anatomie, Physiologie, Pathophysiologie des Menschen* (5., völlig neu bearbeitete und erweiterte Auflage). Stuttgart: Wissenschaftliche Verlagsgesellschaft. S. 644.

Frage 2

Ordnen Sie die Schmerzformen korrekt dem Entstehungsort zu, charakterisieren Sie jede Form kurz und nennen Sie je zwei Beispiele:

- Eingeweide
- Haut (Oberflächenschmerz)
- Bindegewebe, Knochen, Gelenke, Muskeln (Tiefenschmerz)
- Nerven

Somatischer Schmerz	Haut (Oberflächenschmerz) / Bindegewebe, Knochen, Gelenke, Muskeln (Tiefenschmerz)

(Nadelstich, Quetschung) und Bindegewebe, Knochen, Gelenke, Muskeln (Kopfschmerz, Muskelkrampf): meist gut lokalisierbar; belastungsabhängig (Bewegungsapparat), andauernd (Weichteile).

Viszeraler Schmerz | Eingeweide

(Gallenkolik, Blinddarmentzündung): hell, bohrend; krampf-/kolikartig; dumpf, schlecht lokalisierbar.

Neurogener Schmerz | Nerven

(Lumboischialgie bei Diskushernie, Neuralgien): empfunden, als ob der Ursprung im Gebiet der Nervenendigung liegen würde (ausstrahlend, projiziert), auch wenn Schädigung im Nervenverlauf; ziehend, brennend, einschiessend.

Frage 3

Als Schmerzschwelle wird die Dauer oder Stärke der Schmerzen bezeichnet, die ein Mensch ertragen kann, bevor er etwas dagegen unternimmt.

- ☐ richtig
- ☒ falsch

Frage 4

Akute, plötzlich auftretende Schmerzen weisen auf eine drohende oder bereits eingetretene Gewebeschädigung hin, sie haben somit eine Warn- und Schutzfunktion und fordern uns zum Handeln auf.

- ☒ richtig
- ☐ falsch

Frage 5

Welche der folgenden Substanzen löst Schmerz aus und wird durch Behandlung mit einem NSAR (vgl. Frage 11) blockiert?

- ☐ Prothrombin
- ☐ Prostazyklin
- ☒ Prostaglandin
- ☐ Prolaktin

Frage 6

Benennen und erläutern Sie sieben Themen, die im Gespräch beim Schmerzassessment unbedingt angesprochen/erfragt werden müssen.

1. Wo?
2. Wie?
3. Wie stark/ausgeprägt?
4. Wann?/Wie oft?/Wie lange?
5. Wodurch verstärkt?/Gelindert durch?
6. Begleitsymptome und Auswirkungen im Alltag?
7. Bisherige/frühere Therapie?

Frage 7

Verordnete Medikamente für 24 Stunden:

- MST Continus® retard 40 mg
- Froben® 300 mg (Tabletten à 100 mg)
- Novalgin® 4 g (Tabletten à 500 mg)
- Fortecortin® 1 × 1 Tablette à 4 mg
- Haldol® Janssen 3 × 5 Tropfen zu 2 mg/ml (1 ml entspricht 20 Tropfen)
- Zantic® 150 mg
- Agarol® 10 ml

Bestimmen Sie für jedes Analgetikum den Wirkstoff und die Arzneimittelgruppe und ordnen Sie es anschliessend dem WHO-Stufenplan zu. Beschreiben Sie für die übrigen Präparate deren Indikation innerhalb der Schmerztherapie.

Medikament	Wirkstoff	Arzneimittelgruppe	WHO-Stufe/ Indikation
Novalgin®	Metamizol	Nicht saures antipyretisches Analgetikum	1
Froben®	Flurbiprofen	Saures antiphlogistisches, antipyretisches Analgetikum	1
MST Continus®	Retardiertes Morphin	Opioid	3
Fortecortin®	Dexamethason	Glukokortikoid	Adjuvantien/ Co-Analgetika
Haldol® Janssen	Haloperidol	Neuroleptikum	Begleittherapie
Zantic®	Ranitidin	H2-Rezeptor-antagonist	Begleittherapie
Agarol®	Sorbitol	Osmotisches Laxans	Begleittherapie

Frage 8

«Wer Opioide zur Behandlung von Schmerzen einnimmt, läuft Gefahr, davon abhängig zu werden.»

Nehmen Sie Stellung zu dieser Aussage und argumentieren Sie anhand der Definitionen für die Begriffe *Abhängigkeit, Gewöhnung* und *Toleranz*.

☐ richtig

☒ falsch

Abhängigkeit: psychisch; unabweisbares, übermässiges, aktives und zwanghaftes Verlangen («Sucht»), ein Medikament wegen seiner angenehmen, euphorisierenden Wirkung zu erhalten und einzunehmen.

Die Schmerzbehandlung ist eine vernünftige, legale und dringliche medizinische Indikation für die Verwendung von Opioiden. Da die euphorisierende Wirkung von der Anflutgeschwindigkeit in das Zentralnervensystem (ZNS) abhängt, besteht bei ärztlich kontrollierter Einnahme *(per os;* fixer Zeitplan; retardierte Arzneiform) kein Risiko, dass sich eine Abhängigkeit entwickeln könnte.

Gewöhnung: körperliche Abhängigkeit; unfreiwilliges Verhalten – bedeutet nicht, dass der Patient süchtig ist; normales Phänomen nach längerer Einnahme verschiedener Wirkstoffe. Wenn das Opioid nach Einnahme über einen längeren Zeitraum abrupt abgesetzt wird, treten körperliche Entzugserscheinungen auf (Schwitzen, Zittern, Übelkeit, Schmerzen).

Diesem Effekt kann vorgebeugt werden, indem beim Absetzen die Dosis langsam verringert wird.

Toleranz: unfreiwilliges Verhalten – bedeutet nicht, dass der Patient süchtig ist. Nach wiederholter Anwendung des Opioids passt sich der Körper an und gewöhnt sich an die ständige Anwesenheit der Substanz. Um gleich bleibende Effekte zu erzielen, muss die Dosis laufend erhöht werden. *Anzeichen:* kürzere Wirkungsdauer, geringere Analgesie. *Cave:* Dies können auch Hinweise auf akutes Geschehen und/oder Fortschreiten der zugrunde liegenden Erkrankungen sein!

Frage 9

Benennen Sie vier Prinzipien der medikamentösen Schmerztherapie.

1. Orientierung am WHO-Stufenmodell
2. Präventiver Ansatz
3. Fixer Zeitplan
4. Perorale Applikationsform

Frage 10

Ungenügende Analgesie (Schmerzbekämpfung) wirkt sich nach einem operativen Eingriff ungünstig auf den Heilungsverlauf aus. Das Risiko für Komplikationen wie Pneumonien infolge von Schonatmung oder Thrombosen als Folge schlechter Mobilisierbarkeit nimmt zu.

Benennen und erläutern Sie drei mögliche Folgen des mit Schmerzen einhergehenden erhöhten Sympathikotonus.

Vermehrte Ausschüttung von Adrenalin und Stresshormonen:

1. Angina-Pectoris-Anfälle, Myokardinfarkt
2. Katabolismus
3. Darmatonie, Ileus

Frage 11

NSAR ist die Abkürzung für

- ☐ Nervenstimulierende analgetische Reflextherapie
- ☐ Nicht steroidale Analgetika-Rezepte
- ☐ Nicht signifikanter Arbeitsrückstand
- ☒ Nicht steroidale Antirheumatika

Frage 12

Angst vor Atemdepression soll auf keinen Fall dazu führen, dass Opioide in bestimmten Altersgruppen nur eingeschränkt zur Schmerzbehandlung verwendet werden. Welche Argumente haben Sie, um diese Aussage zu stützen?

Schmerzen stimulieren das Atemzentrum. Kontinuierliche Überwachung! Toleranzentwicklung bezüglich Nebenwirkungen.

Frage 13

Mit unten aufgelisteten Nebenwirkungen muss im Rahmen einer Therapie mit Opioiden gerechnet werden. Ordnen Sie ihnen die entsprechende Häufigkeit/ Wahrscheinlichkeit und die erwartete Zeitspanne für ihr Auftreten zu; nennen Sie je Massnahmen, mit denen die unerwünschte Arzneiwirkung bekämpft werden kann.

- Obstipation
- Müdigkeit
- Übelkeit
- Juckreiz

50 %, während 1–3 Tagen: Übelkeit

Stimulierte Chemorezeptor-Triggerzone (= zentraler Detektor für potenzielle Toxine in Blut und Liquor). → Die prophylaktische Gabe von Haldol®, Paspertin® oder Kytril® während der ersten Woche der Opioidtherapie hat sich bewährt.

3 %, während 2–7 Tagen: Juckreiz

Durch Histaminfreisetzung in der Peripherie; Hautrötung, Urtikaria und Juckreiz sind möglich; diese Phänomene sind lästig, werden aber von den Patientinnen und Patienten meist toleriert. → Wenn nötig Antihistaminika z. B. Atarax® (sedativ, antihistaminisch, antiemetisch, anticholinerg) oder Tavegyl® (H1-Rezeptorenblocker) oder auch Waschungen mit Essigwasser (3 EL Obstessig auf 5 l Wasser).

83 %, anhaltend: Obstipation

Folge des erhöhten Tonus oder von Spasmen der glatten Darmmuskulatur und Sphinkteren; diese Reaktion bleibt bestehen, solange die Opioidtherapie fortgesetzt wird (keine Adaptation!); schwere Komplikationen sind bei rechtzeitig eingeleiteter Prophylaxe selten. → Die prophylaktische und kontinuierliche Gabe von Laxantien wird empfohlen: Duphalac® (Lactulose), Laxoberon® (Natriumpicosulfat) sowie reichlich Flüssigkeitszufuhr.

37 %, während 1–3 Tagen	Müdigkeit

Über eine Hemmung der Formatio reticularis vermittelt; oft auch Zeichen von Erschöpfung nach einer Zeitspanne mit unzureichend oder gar nicht behandelten Schmerzen; der Körper kann den Schlaf dann endlich zur Regeneration nutzen. → Es sind keine medikamentösen Massnahmen nötig; die Fahrtauglichkeit bleibt erhalten. Wichtig: Andere Medikamente mit sedierender Komponente oder Alkohol können den sedierenden Effekt verstärken!

Frage 14

Die von Melzack und Wall (1965) entwickelte Gate-Control-Theorie befasst sich mit den zahlreichen Faktoren, die zu individuellen Unterschieden bei der Schmerzerfahrung beitragen.
Ordnen Sie die folgenden physiologischen Prozesse korrekt zu und nennen Sie je Vorgang ein konkretes Beispiel.

- Hemmende Impulse des Hirnstamms
- Aktivität in den dicken myelinisierten Nervenfasern
- Auslösende Impulse der Hirnrinde und des Thalamus
- Hemmende Impulse der Hirnrinde und des Thalamus
- Aktivität der dünnen myelinisierten Nervenfasern
- Auslösende Impulse des Hirnstamms

ÖFFNEN DES TORES Schmerz	SCHLIESSEN DES TORES Keine oder verringerte Schmerzintensität
Auslösende Impulse der Hirnrinde und des Thalamus	Hemmende Impulse des Hirnstamms
Aktivität der dünnen myelinisierten Nervenfasern	Aktivität in den dicken myelinisierten Nervenfasern
Auslösende Impulse des Hirnstamms	Hemmende Impulse der Hirnrinde und des Thalamus

Frage 15

Welche der folgenden Interventionen zur Schmerzbekämpfung enthalten physisch und psychologisch wirksame Ansätze?

- [x] PCA und Imaginationstechnik
- [ ] Musik und tiefe Atemtechnik
- [ ] Regelmässige Einnahme von NSAR und Entspannungsübungen
- [ ] Entspannungsübungen und Paracetamol

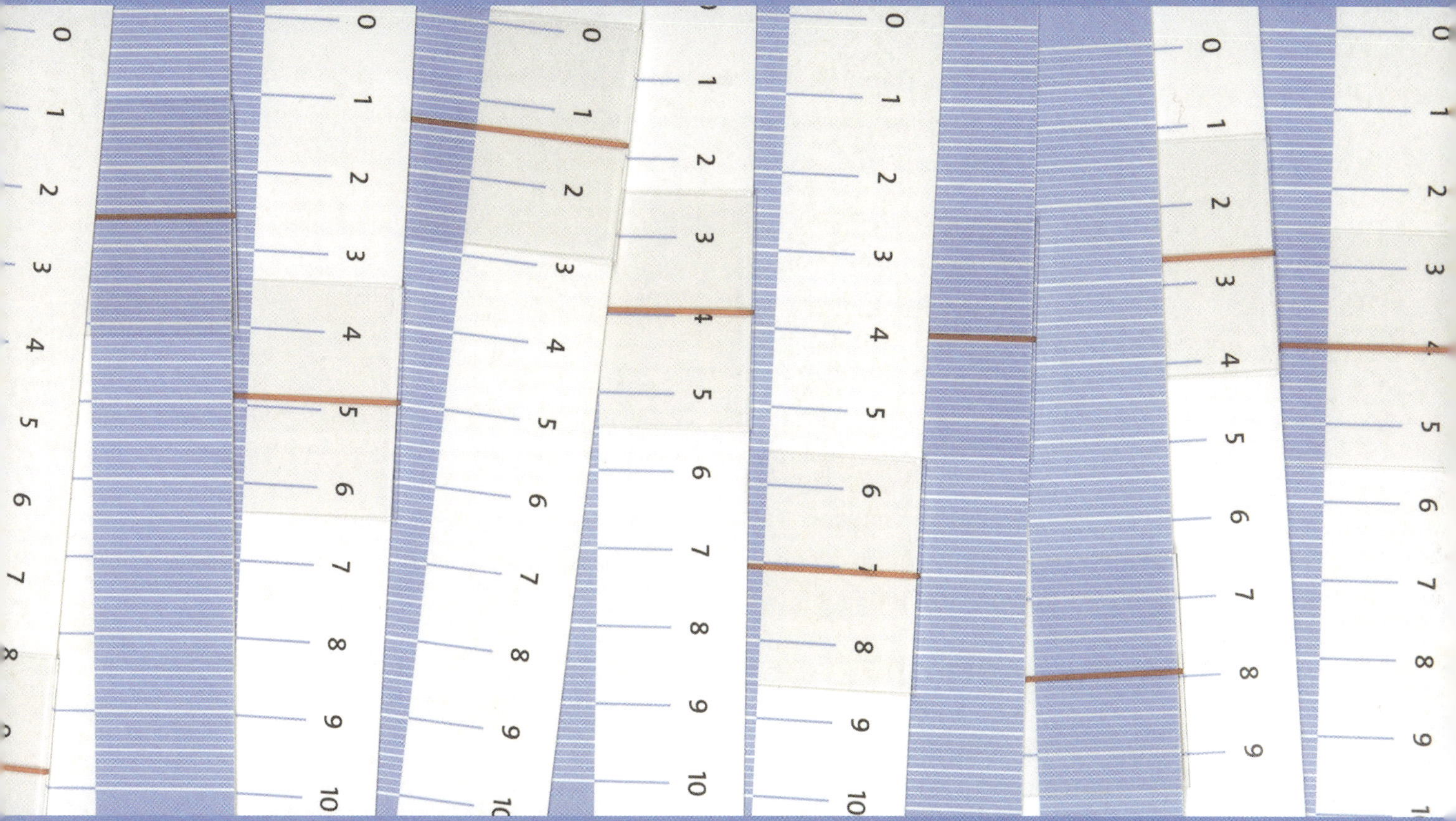

5 LITERATUR

5.1 Literatur zur Bearbeitung

Beubler, Eckhard (2003): *Kompendium der medikamentösen Schmerztherapie. Wirkungen, Nebenwirkungen und Kombinationsmöglichkeiten* (2., überarbeitete und erweiterte Auflage). Wien: Springer.

Binggeli, Hanni (2004): *Schmerz – Schmerztherapie. Ganzheitliche Sicht und die Auseinandersetzung mit dem Phänomen Schmerz* (3., überarbeitete und erweiterte Auflage). Merligen: Eigenverlag H. Binggeli.

Heuwinkel-Otter, Annette/Nümann-Dulke, Anke/Matscheko, Norbert (2006): *Pflegediagnosen, Beobachtungstechniken, Pflegemassnahmen.* Heidelberg: Springer Medizin [Menschen pflegen, Band 2].

Kellnhauser, Edith/Schewior-Popp, Susanne/Sitzmann, Franz/Geissner, Ursula/Gümmer, Martina/Ullrich, Lothar (Hrsg.) (2004): *THIEMEs Pflege. Professionalität erleben.* (10., komplett überarbeitete Auflage). Stuttgart: Thieme.

Krebsliga Schweiz (2004): *Gemeinsam gegen Schmerzen. Grundsätze der Schmerztherapie bei Krebs. Therapeutische Richtlinien für Fachpersonen.* Bern: Krebsliga Schweiz.

Lauber, Annette/Schmalstieg, Petra (Hrsg.) (2007): *Wahrnehmen und Beobachten.* (2., überarbeitete Auflage) Stuttgart: Georg Thieme [Verstehen & Pflegen, Band 2].

Lauber, Annette/Schmalstieg, Petra (Hrsg.) (2007): *Pflegerische Interventionen.* (2., überarbeitete Auflage) Stuttgart: Georg Thieme [Verstehen & Pflegen, Band 3].

Menche, Nicole/Klare, Tilmann (Hrsg.) (2007): *Pflege konkret: Innere Medizin. Lehrbuch und Atlas für Pflegende* (4. Auflage). München: Urban & Fischer.

Schmid, Beat/Hartmeier, Cora/Bannert, Christian (2003): *Arzneimittellehre für Krankenpflegeberufe* (7., neu bearbeitete und aktualisierte Auflage). Stuttgart: Wissenschaftliche Verlagsgesellschaft.

Thews, Gerhard/Mutschler, Ernst/Vaupel, Peter (2007): *Anatomie, Physiologie, Pathophysiologie des Menschen* (6., überarbeitete und erweiterte Auflage). Stuttgart: Wissenschaftliche Verlagsgesellschaft mbH.

Thomm, Monika (2005): *Schmerzpatienten in der Pflege* (5., vollständig überarbeitete und erweiterte Auflage). Stuttgart: Kohlhammer.

5.2 Weiterführende Literatur/Quellenliteratur

Carr, Eloise C. J./Mann, Eileen M. (2002): *Schmerz und Schmerzmanagement.* Bern: Hans Huber.

Deutsches Netzwerk für Qualitätsentwicklung in der Pflege (DNQP) (Hrsg.) (2005): *Expertenstandard Schmerzmanagement in der Pflege.* Osnabrück: Sonderdruck DNQP.

Gallacchi, Guido/Pilger, Beatrice (Hrsg.) (2005): *Schmerzkompendium. Schmerzen verstehen und behandeln* (2., neu bearbeitete und aktualisierte Auflage). Stuttgart: Thieme.

Lüllmann, Heinz/Mohr, Klaus/Hein, Lutz (2004): *Taschenatlas der Pharmakologie* (5., überarbeitete und erweiterte Auflage). Stuttgart: Thieme.

McCaffery, Margo/Beebe, Alexandra/Latham, Jane (1997): *Schmerz – Ein Handbuch für die Pflegepraxis.* Berlin: Ullstein Mosby.

Melzack, Ronald/Wall, Patrick D. (1965): *Pain mechanisms: A new theory.* In: Science, 150, S. 971–979.

Menche, Nicole/Schäffler, Arne/Bazlen, Ulrike/Kommerell, Tilman (Hrsg.) (2004): *Pflege heute. Lehrbuch für die Pflegeberufe* (3., vollständig, überarbeitete Auflage). München: Urban & Fischer.

National Health Service (NHS) Quality Improvement Scotland (2006): *Best Practice Statement. Management of chronic pain in adults.* ‹www.nhshealthquality.org› [26.01.2008].

Zenz, Michael/Jurna, Ilmar (Hrsg.) (2001): *Lehrbuch der Schmerztherapie. Grundlagen, Theorie und Praxis für Aus- und Weiterbildung* (2., neu bearbeitete Auflage). Stuttgart: Wissenschaftliche Verlagsgesellschaft.

5.3 Internetadressen

Alon, Eli (2000): Postoperative Schmerzbehandlung.
‹http://www.dolor.ch/content_d/dolor_ausgaben/dol002.htm› [28.12.2007].

Documed AG (2006): Arzneimittel-Kompendium der Schweiz.
‹www.kompendium.ch› [28.12.2007].

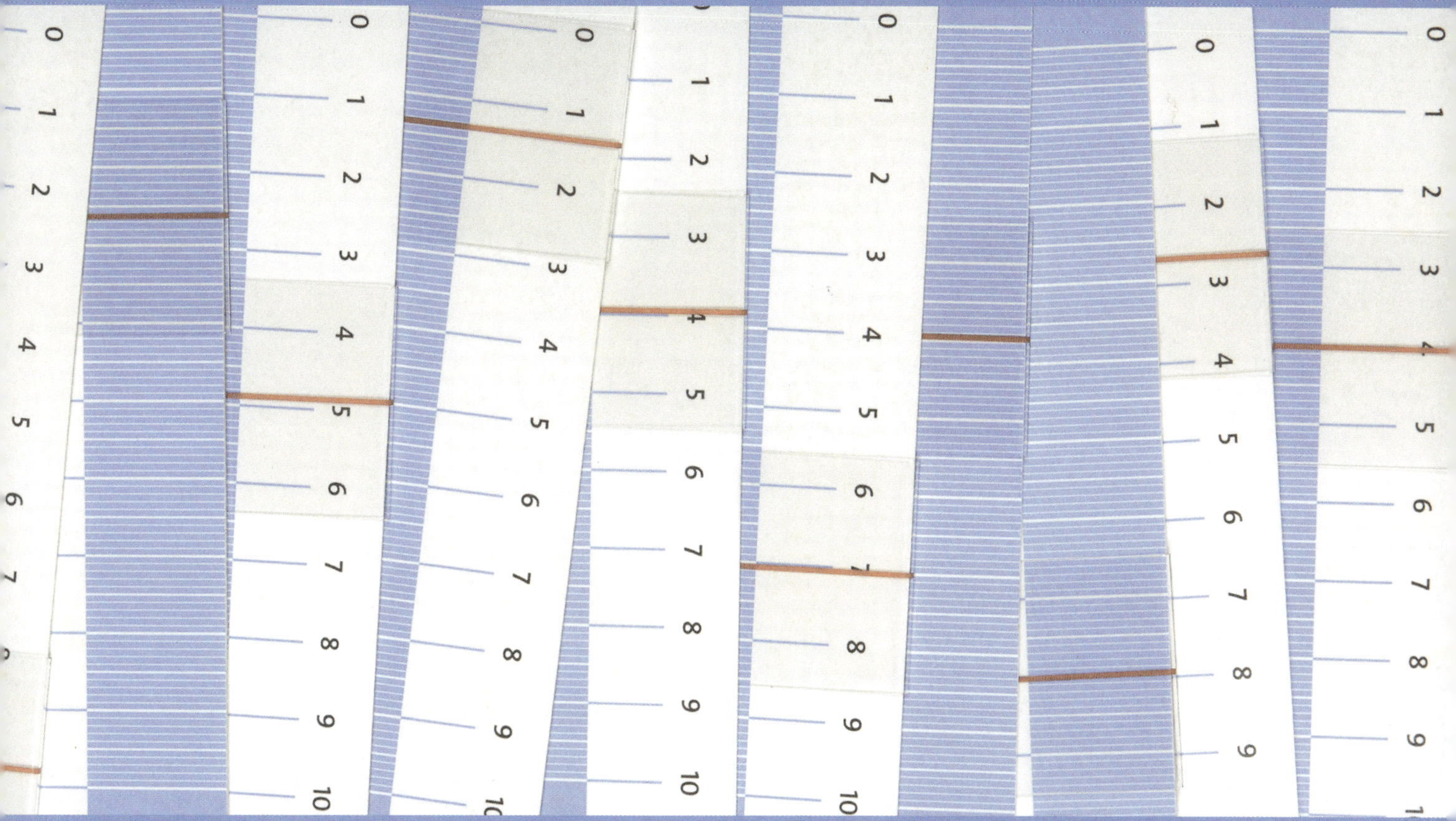

6 KURZCHECKLISTEN FÜR DIE PRAXIS

6.1 **Chronische Schmerzen – Assessment**

6.1 **Chronische Schmerzen – Interventionen**

Je nach Schwerpunktsetzung in der Lernbegleitung können zu den Phasen der Handlung (Vorbereitung, Durchführung, Nachbereitung) spezifische Beobachtungskriterien ausgewählt werden!

6.1 Chronische Schmerzen – Assessment – Kurzcheckliste für die Praxis

HANDLUNGSSCHRITTE	BESCHREIBUNG	BEMERKUNGEN
Vorbereitung		
Eigene Vorbereitung	Klären Sie die Pflegeintervention und schätzen Sie den Materialbedarf ein. Welche Erfassungsinstrumente eignen sich in dieser Situation am besten?	
Kenntnisse	Überprüfen Sie, ob Ihre Kenntnisse über Zielsetzung, Durchführung und Konsequenzen der auszuführenden Handlung ausreichend sind.	
Patientin/Patienten vorbereiten	Fragen Sie die Patientin/den Patienten nach dem aktuellen Befinden.	
Ziel erklären	Erklären Sie der Patientin/dem Patienten Anlass, Fokus und Zielsetzung des bevorstehenden Gesprächs. Sagen sie ihr/ihm, dass das es Ziel Ihrer Arbeit sei, ihr/sein Wohlbefinden so rasch wie möglich wiederherzustellen, und dass Sie dafür zunächst einige Informationen benötigen. Fragen Sie nach Wünschen. Gibt es Aspekte, die ihr/ihm mehr Sicherheit vermitteln und die Sie berücksichtigen können? Möchte sie/er, dass eine Bezugsperson bei dem Gespräch anwesend ist?	

HANDLUNGSSCHRITTE	BESCHREIBUNG	BEMERKUNGEN
Vorbereitung		
Für Ruhe sorgen	Sorgen Sie für eine ruhige, möglichst ungestörte Umgebung. Schicken Sie allfällige Besucherinnen und Besucher aus dem Zimmer.	
Arbeitsplatz einrichten	Setzen Sie sich so hin, dass die Patientin/der Patient Ihnen in einer bequemen Position und auf Augenhöhe gegenübersitzt.	
Durchführung		
Gesprächstechnik	Sprechen Sie ruhig und verständlich. Fragen Sie nach, wenn Sie etwas nicht verstanden haben oder nicht sicher sind, was eine Aussage oder bestimmte Ausdrucksweisen für die Patientin/den Patienten bedeuten.	
Assessmentgespräch einleiten	Informieren Sie noch einmal kurz über den Gesprächsverlauf und die vorgesehene Verwendung der erhobenen Informationen.	
Hauptteil des Assessmentgesprächs	Benutzen Sie das geeignete Erfassungsinstrument als Leitfaden und lassen Sie der Patientin/dem Patienten Raum, damit sie/er über ihr/sein Erleben berichten kann.	

HANDLUNGSSCHRITTE	BESCHREIBUNG	BEMERKUNGEN
Durchführung		
Dokumentieren	Halten Sie die Informationen fortlaufend fest.	
Explorieren	Fragen Sie schrittweise nach folgenden Punkten: 1. **Schmerzlokalisation:** Tragen Sie die Angaben im Körperschema ein und lassen Sie von der Patientin/vom Patienten überprüfen, ob der Schmerz korrekt lokalisiert wurde. 2. **Momentane Schmerzintensität** sowie stärkster und schwächster Schmerz: Lassen Sie die Patientin/den Patienten diesen Wert mittels visueller Analogskala (VAS), nummerischer Ratingskala (NRS) oder «Gesichts/Face»-Skala bestimmen. 3. **Schmerzcharakteristik:** Wie ist der Schmerz? Wie fühlt er sich an? Wie wird er empfunden? Lassen Sie die Patientin/den Patienten den Schmerz in eigenen Worten beschreiben und/oder anhand einer geeigneten Auswahl von Adjektiven zuordnen (Mehrfachnennungen sind möglich). 4. **Dauer, Rhythmus** und **Verlauf** des Schmerzes: Seit wann? Dauernd? Schübe? Tageszeit?	

HANDLUNGSSCHRITTE	BESCHREIBUNG	BEMERKUNGEN
Durchführung		
	5. **Schmerzverstärkende** und **schmerzlindernde** Faktoren, Tätigkeiten, Ereignisse.	
	6. **Begleiterscheinungen** in den Bereichen: – Magen-/Darmfunktion (Übelkeit, Erbrechen, Obstipation), – Nervensystem (Benommenheit, Schläfrigkeit, Kopfschmerzen, Halluzinationen), – psychosoziale Befindlichkeit (Angst, Depression, Beziehungen und Kontakte), – Beeinträchtigung in den allgemeinen Aktivitäten, in den Aktivitäten des täglichen Lebens, in Beruf, Freizeit, Haushalt, Sexualität.	
	7. Gegenwärtige und frühere medikamentöse **Schmerztherapie** und/oder ergänzende Massnahmen und deren Wirksamkeit.	
	8. **Fragen** der Patientin/des Patienten.	
	9. **Zielsetzung** und **Wünsche** der Patientin/des Patienten im Hinblick auf den Schmerz.	

HANDLUNGSSCHRITTE	BESCHREIBUNG	BEMERKUNGEN
Durchführung		
Assessmentgespräch abschliessen	Überprüfen Sie Ihre Notizen auf Vollständigkeit. Fassen Sie die Hauptergebnisse des Gesprächs kurz zusammen.	
Informieren	Informieren Sie die Patientin/den Patienten, mit wem Sie das weitere Vorgehen besprechen werden und dass sie/er in die Entscheidungen mit einbezogen wird.	
Nachbereitung		
Lagerung	Fragen Sie die Patientin/den Patienten, ob ihre/seine Lage bequem und möglichst entspannt ist, überprüfen Sie dies.	
Vorgehen bestimmen	Entscheiden Sie, ob ein Schmerzprotokoll geführt werden soll.	
Verlaufsdokumentation mittels Schmerzprotokoll	Wählen Sie das geeignete Instrument aus. Bestimmen Sie je nach Situation das Zeitschema für die Erfassung. Erklären Sie der Patientin oder dem Patienten Sinn, Funktion und Gebrauch des Protokolls und vereinbaren Sie mit ihr/ihm, ob sie/er selbst dieses führen will oder ob die Pflegenden dies übernehmen sollen.	

HANDLUNGSSCHRITTE	BESCHREIBUNG	BEMERKUNGEN
Vorbereitung		
Dokumentieren	Tragen Sie relevante Informationen und Vereinbarungen mit Datum und Handzeichen in der Pflegedokumentation ein. Formulieren Sie Fragen an den zuständigen Arzt/die Ärztin und an weitere Mitarbeiterinnen/Mitarbeiter im interdisziplinären Team, und erörtern und klären Sie diese entsprechend ihrer Dringlichkeit mit den zuständigen Personen.	
Notizen		

6.2 Chronische Schmerzen – Interventionen – Kurzcheckliste für die Praxis

HANDLUNGSSCHRITTE	BESCHREIBUNG	BEMERKUNGEN
Vorbereitung		
Eigene Vorbereitung	Klären Sie die Pflegeintervention und schätzen Sie den Materialbedarf ein.	
Kenntnisse	Überprüfen Sie, ob Ihre Kenntnisse über Zielsetzung, Durchführung und Konsequenzen der auszuführenden Handlung ausreichend sind.	
Dokumentation prüfen	Informieren Sie sich in der Pflegedokumentation über Haupt- und Nebendiagnosen, Verlauf des Spitalaufenthaltes während der vergangenen 24 Stunden und aktuelle Therapien. Informieren Sie sich anhand der Pflegedokumentation, des Pflegeberichts und/oder des Schmerzprotokolls über bisherige therapeutische Massnahmen: a) Wurde die verordnete **Dosierung** der Analgetika und der Co-Analgetika/Adjuvantien und der Begleitmedikation eingehalten? b) Wurde die geeignete **Applikationsform** eingesetzt? c) Wurde der **Zeitplan** für die Verabreichung der Basis-Schmerzmedikation konsequent eingehalten? d) Mit welcher **Wirksamkeit?** (Massgeblich ist die von der Patientin/vom Patienten berichtete Reduktion der Schmerzintensität.)	

HANDLUNGSSCHRITTE	BESCHREIBUNG	BEMERKUNGEN
Vorbereitung		
	e) Mit welchen **unerwünschten Arzneiwirkungen?**	
	f) Wurde die **Reserve** bei Schmerzdurchbrüchen adäquat ausgeschöpft?	
	g) Mit welcher **Wirkung?**	
	h) Wurde die Dosierung der **Basismedikation** entsprechend der dokumentierten Wirksamkeit korrekt **angepasst?**	
	i) Welche ergänzenden, **nicht pharmakologischen Interventionen** kamen zum Einsatz?	
	j) Mit welcher **Wirkung?**	
Patientin/Patienten vorbereiten	Fragen Sie die Patientin/den Patienten nach dem aktuellen Befinden. Klären Sie, ob aufgrund der Befindlichkeit der Patientin/des Patienten die kurzfristige Schmerzlinderung oder eine umfassendere Neueinschätzung der Situation im Vordergrund steht. Erklären Sie Absicht und Vorgehen der von Ihnen geplanten Interventionen. Fragen Sie nach Wünschen. Gibt es Aspekte, die der Patientin/dem Patienten mehr Sicherheit vermitteln und die Sie berücksichtigen können?	

HANDLUNGSSCHRITTE	BESCHREIBUNG	BEMERKUNGEN
Vorbereitung		
Für Ruhe sorgen	Sorgen Sie für eine ruhige, möglichst ungestörte Umgebung. Schicken Sie allfällige Besucherinnen und Besucher aus dem Zimmer.	
Arbeitsplatz einrichten	Setzen Sie sich so hin, dass die Patientin/der Patient Ihnen in einer bequemen Position und auf Augenhöhe gegenübersitzt.	
Durchführung		
▶ **Gesprächstechnik**	Sprechen Sie ruhig und verständlich. Informieren Sie noch einmal kurz über die nun folgenden Handlungsschritte.	
Aktiv zuhören	Stellen Sie einfache Fragen und hören Sie genau hin, was die Patientin/der Patient berichtet. Achten Sie auf *aktives Zuhören.* Bemühen Sie sich darum, die subjektive Befindlichkeit und situativen Problemstellungen und Anliegen der Patientin/des Patienten so genau wie möglich zu erfassen.	

HANDLUNGSSCHRITTE	BESCHREIBUNG	BEMERKUNGEN
Durchführung		
Verlaufskontrolle überprüfen	Vergewissern Sie sich, dass die Patientin der Patient Handhabung und Zweck der bisher eingesetzten Skala (z. B. VAS) zum Messen der Schmerzintensität versteht und dass sie/er sie nutzen kann.	
Alternativen anbieten	Stellen Sie der Patientin/dem Patienten gegebenenfalls eine anders gestaltete Skala (z. B. NRS) vor und erklären Sie ihr/ihm, wie diese genutzt wird.	
▶ **Aktuelle Situation erfassen**	Lassen Sie die Patientin/den Patienten mithilfe der gewählten Skala die aktuelle Schmerzintensität angeben.	
Dokumentieren	Dokumentieren Sie Zeitpunkt und Messwert mit Handzeichen im Schmerzprotokoll.	
Reserve anbieten	Falls die Patientin/der Patient die Schmerzintensität mit NRS > 3/10 angibt, falls sie/er spontan oder auf Ihre Frage hin Massnahmen zur Schmerzlinderung verlangt, bieten Sie ein rasch wirkendes Schmerzmedikament aus der Reserve an.	

HANDLUNGSSCHRITTE	BESCHREIBUNG	BEMERKUNGEN
Durchführung		
Pharmakologische Fachkenntnis	Überprüfen Sie, ob Ihre Kenntnisse über Indikation, Wirkung, unerwünschte Arzneiwirkungen und Kontraindikationen der eingesetzten Analgetika ausreichend sind.	
Reserve verabreichen	Verabreichen Sie die Schmerzreserve entsprechend der ärztlichen Verordnung. Schöpfen Sie Ihren Handlungsspielraum bei der Dosierung aufgrund Ihrer Situationseinschätzung aus.	
Dokumentieren	Dokumentieren Sie Zeitpunkt, verabreichtes Präparat, Dosis und Applikationsform mit Handzeichen im Schmerzprotokoll.	
▶ **Für Entspannung sorgen**	Überprüfen Sie, ob die momentane Position der Patientin/des Patienten eventuell schmerzverstärkend wirkt, und unterstützen Sie sie/ihn dabei, eine bequeme, möglichst entspannende Lage einzunehmen, oder sorgen Sie mit geeigneten Hilfsmitteln für eine entlastende Mobilisation. Warten Sie, bis die analgetische Wirkung einsetzt, bevor Sie weitere Schritte unternehmen.	
Dokumentieren	Überprüfen Sie erneut die Schmerzintensität und dokumentieren Sie die Daten mit Handzeichen im Schmerzprotokoll.	

HANDLUNGSSCHRITTE	BESCHREIBUNG	BEMERKUNGEN
Durchführung		
Reserve einsetzen	Falls die Patientin/der Patient die Schmerzintensität mit NRS > 3/10 angibt und/oder falls sie/er die Schmerzlinderung als unbefriedigend bezeichnet, setzen Sie a) die zweite Schmerzreserve ein,	
Interdisziplinär zusammenarbeiten	b) oder lassen Sie, falls keine zweite Reserve verordnet wurde, vom zuständigen Arzt ein zusätzliches, rasch wirksames Schmerzmedikament verordnen.	
▶ **Pharmakologische Fachkenntnis**	Überprüfen Sie, ob Ihre Kenntnisse über Indikation, Wirkung, unerwünschte Arzneiwirkungen und Kontraindikationen ausreichend sind.	
Reserve verabreichen	Verabreichen Sie die allenfalls neu verordnete Schmerzreserve entsprechend der ärztlichen Verordnung.	
Dokumentieren	Dokumentieren Sie Zeitpunkt, verabreichtes Präparat, Dosis und Applikationsform mit Handzeichen im Schmerzprotokoll. Warten Sie, bis die analgetische Wirkung einsetzt, bevor Sie weitere Schritte unternehmen.	

HANDLUNGSSCHRITTE	BESCHREIBUNG	BEMERKUNGEN
Durchführung		
Überprüfen und dokumentieren	Überprüfen Sie erneut die Schmerzintensität und dokumentieren Sie die Daten mit Handzeichen im Schmerzprotokoll.	
Interdisziplinär zusammenarbeiten	a) Falls die Patientin/der Patient die Schmerzlinderung weiterhin als unbefriedigend bezeichnet, informieren Sie den zuständigen Arzt und besprechen Sie mit ihm, welche weiteren Massnahmen zur Schmerzlinderung zu ergreifen sind. b) Falls die Patientin/der Patient die Schmerzlinderung als zufriedenstellend bezeichnet, gehen Sie weiter zu den nächsten Handlungsschritten.	
▶ **Explorieren**	Befragen Sie die Patientin/den Patienten zu folgenden Punkten: 1. **Subjektive Einschätzung** zum Schmerzmanagement und zu dessen Wirksamkeit seit dem Assessment. 2. **Vorstellungen, Erwartungen** und **Befürchtungen** im Zusammenhang mit Therapiemassnahmen und möglichen unerwünschten Reaktionen. 3. **Ereignisse, Erfahrungen, Phänomene,** die die Patientin/der Patient im Zusammenhang mit der Wirksamkeit respektive unzureichenden Wirkung oder mit unerwünschten Nebenwirkungen der Therapien sieht.	

HANDLUNGSSCHRITTE	BESCHREIBUNG	BEMERKUNGEN
Durchführung		
	4. **Fragen** der Patientin/des Patienten im Zusammenhang mit dem Schmerzmanagement. 5. Durch bisherige Massnahmen **nicht abgedeckter Bedarf** nach Unterstützung/Begleitung auf physischer, seelischer, sozialer, spiritueller Ebene.	
Dokumentieren	Halten Sie wichtige Aussagen stichwortartig fest. Fassen Sie die Hauptergebnisse des bisherigen Gesprächs kurz zusammen.	
▶ **Informieren und beraten**	Entscheiden Sie, zu welchen Aspekten, Fragen oder Problemstellungen Sie sofort Stellung nehmen respektive welche Massnahmen Sie einleiten wollen. Vereinbaren Sie für die Klärung der übrigen Punkte das weitere Vorgehen. Orientieren Sie die Patientin/den Patienten, welche Mitarbeiterinnen und Mitarbeiter im interdisziplinären Team Sie kontaktieren und informieren wollen.	
Angebot aufzeigen	Bieten Sie der Patientin/dem Patienten Informationen über ergänzende nicht pharmakologische Massnahmen zur Schmerzlinderung an. Geben Sie der Patientin/dem Patienten zu jeder Intervention wesentliche Grundinformationen und weisen Sie auf Interventionen hin, die erfahrungsgemäss für die gegebene Situation besonders geeignet sind: • Allgemeine oder lokale **Wärmeanwendung**	

HANDLUNGSSCHRITTE	BESCHREIBUNG	BEMERKUNGEN
Durchführung		
	• Lokale **Kälteanwendung** • Aktive und oder passive **Bewegungstherapie** • **Entspannungstechniken:** z. B. **Autogenes Training** nach Schultz. **Progressive Muskelentspannung** nach Jacobsen. • **Ablenkung** • **Verhaltenstherapeutische Verfahren:** z. B. **kognitiv-behaviorale Verfahren, operante Verfahren** • **Stimulationsverfahren:** z. B. **Transkutane Elektrische Nervenstimulation** (TENS), **Akupunktur, Fussreflexzonenmassage** Erläutern Sie, welche Massnahmen Sie als Pflegende anbieten können und für welche Interventionen spezialisierte Fachleute hinzugezogen werden. Lassen Sie der Patientin/dem Patienten Raum, um Fragen zu stellen.	
Entscheidung ermöglichen	Geben Sie der Patientin/dem Patienten Zeit zu überlegen, welche Massnahmen sie/er bevorzugt und welche sie/er ablehnt.	

HANDLUNGSSCHRITTE	BESCHREIBUNG	BEMERKUNGEN
Durchführung		
▶ **Vereinbaren**	Fällt die Wahl auf eine Intervention, die im Kompetenzbereich der Pflege liegt, planen Sie gemeinsam mit der Patientin/dem Patienten den geeigneten Zeitpunkt für deren Umsetzung.	
Intervention	Führen Sie die Massnahmen sorgfältig, korrekt und situativ angepasst durch.	
Informieren	Erklären Sie der Patientin/dem Patienten die zu erwartende Wirkung und mögliche andere Reaktionen und vereinbaren Sie mit ihr/ihm, in welchem Fall sie/er sich unbedingt melden soll.	
Dokumentieren	Halten Sie Besonderheiten während und/oder nach der Durchführung mit Handzeichen und Uhrzeit im Pflegebericht fest.	
Informieren	Informieren Sie die Patientin/den Patienten, mit wem Sie das weitere Vorgehen bezüglich Interventionen, die ausserhalb der Handlungskompetenzen der Pflege liegen, besprechen wollen und dass sie/er in die Entscheidungen mit einbezogen wird.	

HANDLUNGSSCHRITTE	BESCHREIBUNG	BEMERKUNGEN
Nachbereitung		
Lagerung	Fragen Sie nach, ob die Lage bequem und möglichst entspannt ist, überprüfen Sie dies.	
Planen	Sprechen Sie mit der Patientin/dem Patienten das weitere Vorgehen ab und vereinbaren Sie den Zeitpunkt für eine nächste Evaluation des Schmerzmanagements.	
Dokumentieren	Tragen Sie relevante Informationen und Vereinbarungen mit Datum und Handzeichen in der Pflegedokumentation ein. Dokumentieren Sie die vereinbarte Massnahmenplanung genau.	
Auswerten	Vergleichen Sie die bisherige medikamentöse Therapie mit den Aussagen der Patientin/des Patienten im Hinblick auf Wirksamkeit und unerwünschte Wirkungen. Falls die Wirksamkeit als ungenügend erlebt wurde, identifizieren Sie mögliche Gründe. Formulieren Sie Fragen an den zuständigen Arzt, die Ärztin und an weitere Mitarbeiterinnen/Mitarbeiter im interdisziplinären Team, erörtern und klären Sie diese Fragen entsprechend ihrer Dringlichkeit mit den zuständigen Personen.	

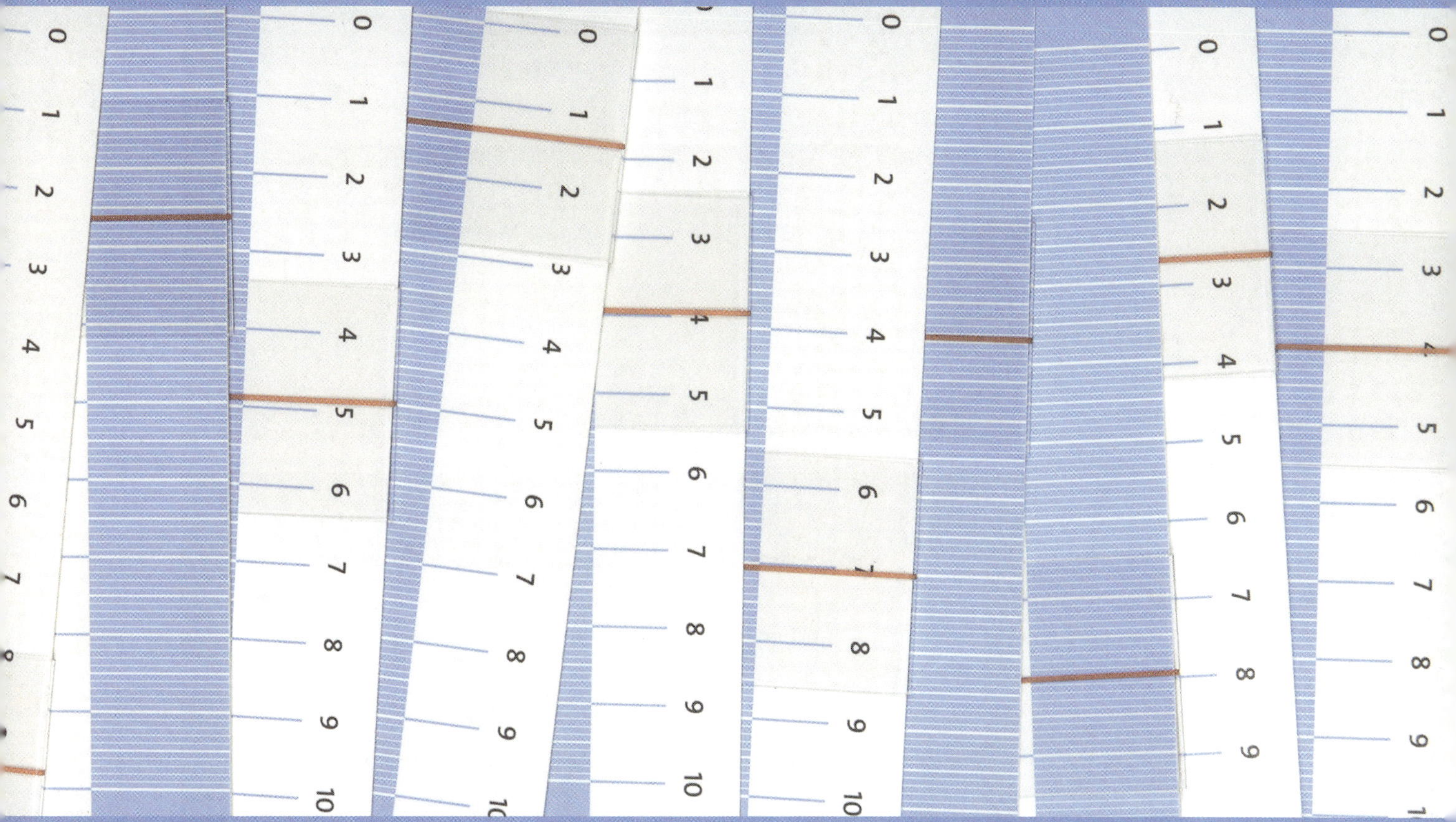

7 ANHANG

Verschiedene Messskalen
Schmerzanamnese – Fragebogen
ECPA – Echelle comportementale de la douleur pour personnes âgées non communicantes
Anleitung zur Anwendung der Schmerzerfassungsinstrumente*
CHEOPS-Skala*
Anleitung zur systematischen Schmerzerfassung und -protokollierung*
Schmerzprotokoll 1*
Codierung der Schmerzintensität*
Anleitung zur Schmerzanamnese durch die Pflege*
Schmerzanamnese bei Kindern (Pflege)*
Schmerzerfassungsinstrument KUSS – Kindliche Unbehagens- und Schmerzskala (Büttner)*
Medikamentenverteilung über 24 Stunden

*Alle diese Instrumente wuden speziell für die Anwendung in der Kinderpflege entwickelt.

VISUELLE ANALOGSKALA (VAS) UND NUMERISCHE RATINGSKALA (NRS), KOMBINIERT

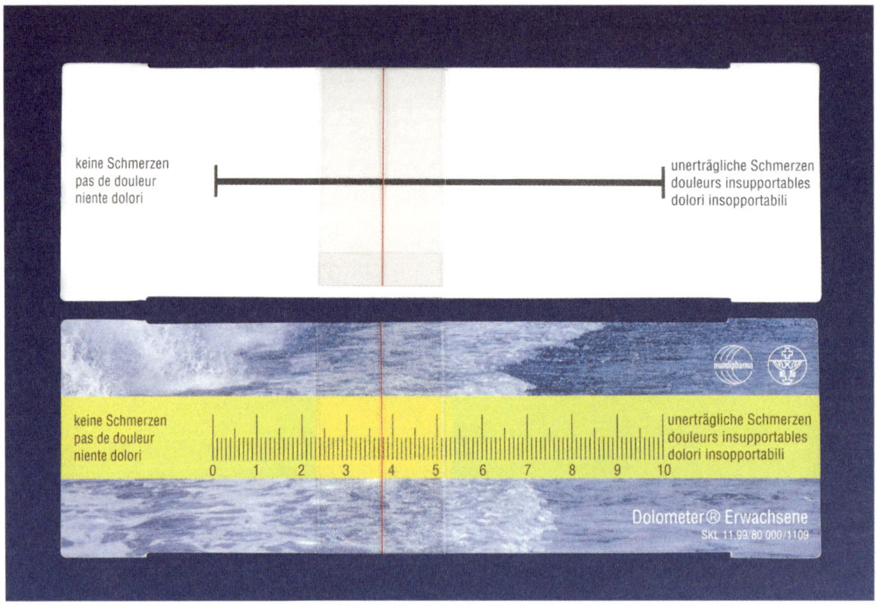

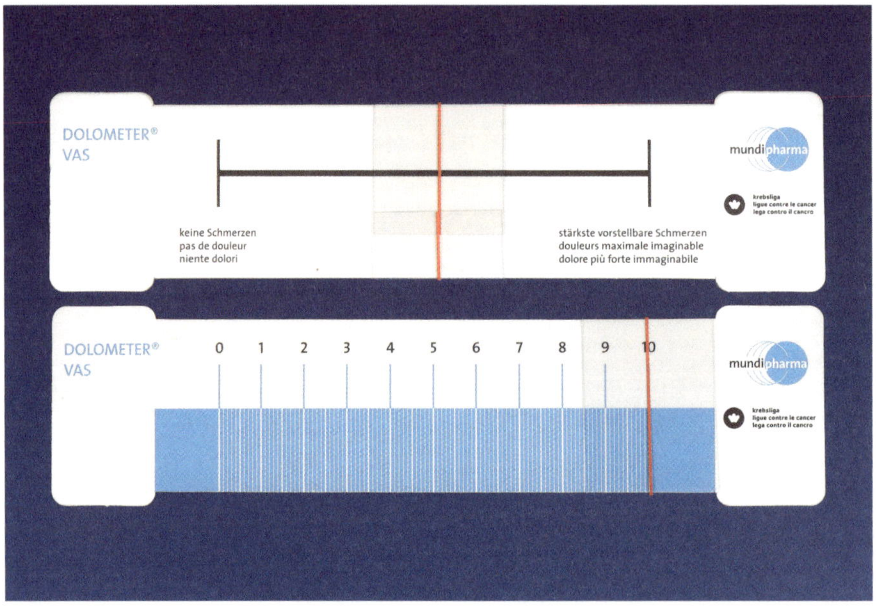

GESICHTERSKALA NACH BIERI, KOMBINIERT MIT NRS

(Hicks, C.L. et al. [2001]: Pain, 93, S. 173–183)

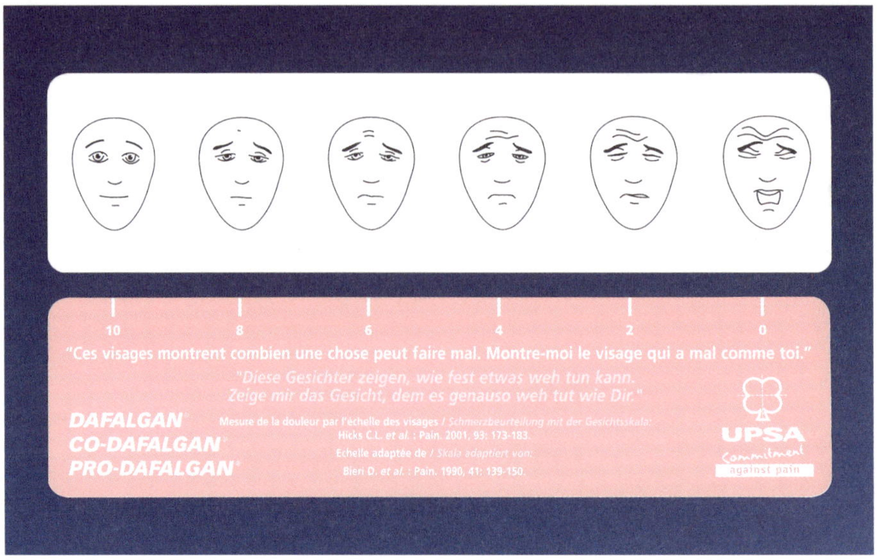

dolor www.dolor.ch
Schmerztherapie in der Praxis
Sonderdruck
Schweizerische Gesellschaft zum Studium des Schmerzes

Schmerzanamnese

Dieser Fragebogen ist gemeinsam mit dem Patienten/der Patientin auszufüllen.

Name: ....

Vorname: ....

Geb.-Datum: ....

Diagnose: ....

....

....

....

....

weitere relevante Diagnosen:

....

....

....

....

1. Schmerzlokalisation: «Wo haben Sie Schmerzen?»

(vom Patienten/der Patientin einzeichnen lassen)

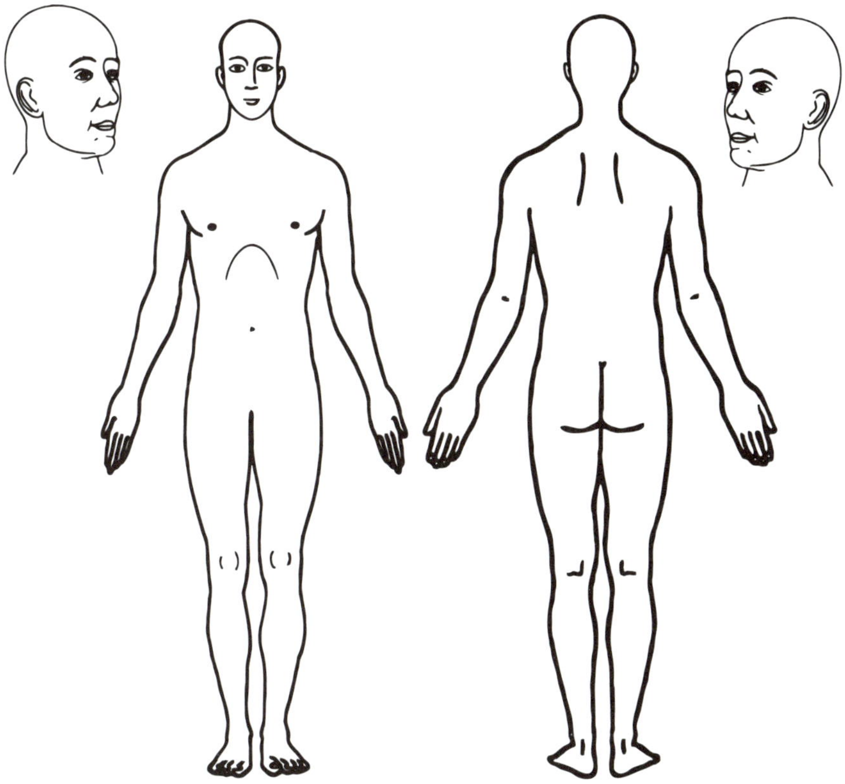

2. Schmerzbeschreibung (Mehrfachnennungen möglich)

a) Schmerzcharakter:

❑ pochend ❑ einschiessend
❑ blitzartig ❑ stechend
❑ scharf ❑ krampfartig
❑ heiss ❑ brennend
❑ schneidend
❑ anders, nämlich: ....

b) Schmerz wird empfunden als:

❑ stark ❑ mörderisch
❑ quälend ❑ erschöpfend
❑ zermürbend ❑ schrecklich
❑ scheusslich ❑ unerträglich

❑ anders, nämlich: ....

c) Schmerz ist:

❑ beängstigend ❑ unheilvoll ❑ lähmend
❑ gefährlich ❑ beunruhigend
❑ bedrohlich ❑ bedrückend ❑ anders, nämlich: ....

❑ Erstuntersuchung am ....

❑ Follow-up am ....

❑ keine Schmerzen

❑ Schmerzen seit: ....

❑ Schmerztagebuch ausgehändigt

❑ Patient/Patientin führt bereits Schmerztagebuch

d) Beschreibung der Hauptschmerzen mit den Worten des Patienten/der Patientin:

....

....

3. Intensität der Schmerzen

Patient/Patientin auf Skala markieren lassen. ● momentaner Schmerz ▼ stärkster Schmerz ❍ schwächster Schmerz

keine Schmerzen ◄────────────────────────► stärkste vorstellbare Schmerzen
0 10

4. Dauer der Schmerzen (Schübe? Dauernd? Tageszeit?)

....

....

Erstmals aufgetreten: .... Ununterbrochen seit: ....

5. Begleiterscheinungen

Magen/Darm:
❑ Übelkeit ❑ Erbrechen
❑ Verstopfung ❑ ....

Nervensystem:
❑ Benommenheit ❑ Halluzinationen
❑ Schläfrigkeit ❑ Kopfschmerzen
❑ ....

psychosoziale Folgen:
❑ Angst ❑ Depression
❑ Kontakte eingeschränkt
❑ ....

weitere Beeinträchtigungen:
❑ allg. Aktivität ❑ Beruf
❑ Freizeit ❑ Haushalt
❑ Sexualität ❑ ....
❑ .... ❑ ....

6. Schmerzen ausgelöst durch:

....

....

....

....

....

7. Schmerz gelindert durch:

....

....

....

....

....

8. Gegenwärtige Schmerz-Medikation:

Medikament/Dosierung:..

Einnahmezeitpunkt:...

weitere Medikamente/Dosierung/Einnahmezeitpunkte (Datum oder Uhrzeit):

1. ....

2. ....

3. ....

4. ....

9. Gegenwärtige Reservemedikation (Schmerzdurchbrüche):

Medikament/Dosierung:..

Einnahmezeitpunkt:...

weitere Medikamente/Dosierung/Einnahmezeitpunkt (Datum oder Uhrzeit):

1. ....

2. ....

3. ....

4. ....

10. Frühere Schmerztherapien

(möglichst ausführlich):..........................

....

....

....

....

....

....

....

....

....

....

....

....

....

Herausgegeben in Zusammenarbeit mit der Schweizerischen Gesellschaft zum Studium des Schmerzes
Verlag: IMK Institut für Medizin und Kommunikation AG,
Münsterberg 1, 4001 Basel, Tel. 061/271 35 51; Fax 061/271 33 38
E-mail: dolor@imk.ch

ECPA

Echelle **c**omportementale de la douleur pour **p**ersonnes **â**gées non communicantes

Datum : Patient:

vis. : Geb.: Zimmer:

Dimension 1: Beobachtungen vor der Pflege

ITEM 1: Gesichtsausdruck – Blick und Mimik	
0	entspannter Gesichtsausdruck
1	besorgter, gespannter Blick
2	ab und zu Verziehen des Gesichts, Grimassen
3	verkrampfter und/oder ängstlicher Blick
4	vollständig starrer Blick / Ausdruck
ITEM 2: Spontane Ruhehaltung (Suche einer Schonhaltung)	
0	keinerlei Schonhaltung
1	Patient vermeidet eine bestimmte Position, Haltung
2	Patient wählt eine Schonhaltung
3	Patient sucht erfolglos eine schmerzfreie Schonhaltung
4	Patient bleibt vollständig immobil (wie festgenagelt durch Schmerzen)
ITEM 3: Bewegungen und Mobilität (im und/oder ausserhalb des Bettes)	
0	Patient mobilisiert und bewegt sich wie gewohnt*
1	Patient bewegt sich wie gewohnt*, vermeidet aber gewisse Bewegungen
2	seltenere/verlangsamte Bewegungen entgegen Gewohnheit*
3	Immobilität entgegen Gewohnheit*
4	Apathie, Niedergeschlagenheit oder starke Unruhe entgegen Gewohnheit*
ITEM 4: Kontakt zur Umgebung (Blick, Gesten, verbal)	
0	üblicher Kontakt wie gewohnt*
1	Herstellen von Kontakt erschwert entgegen Gewohnheit*
2	Patient vermeidet Kontaktaufnahme entgegen Gewohnheit*
3	Fehlen jeglichen Kontaktes entgegen Gewohnheit*
4	totale Indifferenz entgegen Gewohnheit*

* im Vergleich zu den vorhergehenden Tagen

Dimension 2: Beobachtungen während der Pflege

ITEM 5: ängstliche Erwartung bei Pflege	
0	Patient zeigt keine Angst
1	ängstlicher Blick, angstvoller Ausdruck
2	Patient reagiert mit Unruhe
3	Patient reagiert aggressiv
4	Patient schreit, stöhnt, jammert

Mit freundlicher Genehmigung von Dr. med. Roland Kunz

ITEM 6: Reaktionen bei der Mobilisation	
0	Patient steht auf/lässt sich mobilisieren ohne spezielle Beachtung
1	Patient hat gespannten Blick/scheint Mobilisation und Pflege zu fürchten
2	Patient klammert mit den Händen/macht Gebärden während Mobilisation und Pflege
3	Patient nimmt während Mobilisation/Pflege eine Schonhaltung ein
4	Patient wehrt sich gegen Mobilisation oder Pflege
ITEM 7: Reaktionen während der Pflege von schmerzhaften Zonen	
0	keinerlei Reaktionen während der Pflege
1	Reaktionen während Pflege, ohne Eingrenzung
2	Reaktion beim Anfassen oder Berühren schmerzhafter Zonen
3	Reaktion bei flüchtiger Berührung schmerzhafter Zonen
4	Unmöglichkeit, sich schmerzhafter Zone zu nähern
ITEM 8: verbale Äusserungen während der Pflege	
0	keine Äusserungen während der Pflege
1	Schmerzäusserung, wenn man sich an den Patienten wendet
2	Schmerzäusserung, sobald Pflegeperson beim Patienten ist
3	spontane Schmerzäusserung oder spontanes leises Weinen, Schluchzen
4	spontanes Schreien oder qualvolle Äusserungen
	Total

Anwendungshinweise:

- ECPA wird nur angewendet, wenn eine Schmerzerfassung mit üblichen Instrumenten unmöglich ist.
- Wachkoma-Patienten können mit ECPA nicht erfasst werden.
- ECPA wird von Pflegenden ausgefüllt, welche den Patienten mindestens in den letzten zwei Tagen gepflegt haben.
- ECPA ist ein Erfassungsinstrument für Verhaltensänderungen, die auf Schmerzen hinweisen, jedoch kein direktes Schmerzerfassungsinstrument.

Morello, R./Jean, A./Alix, M./Groupe Regates (2002), deutsche Version Kunz, R. (2003)
Quelle: http://pageperso.aol.fr/dgeriatrie/ECPAdeutscheversion.htm

KINDERSPITAL ZÜRICH
Universitäts-Kinderkliniken · Eleonorenstiftung

Merkblattordner Schmerz

Anleitung zur Anwendung der Schmerzerfassungs-instrumente

Visuell-analog-Skala (VAS) mit Gesichtern (Smiley) **ab 3,5 – 6 Jahren**

Die Smiley-Tafel verfügt auf der Hinterseite über eine Zahlenskala von 0–10

Smiley-Legende:

gelb	= lachender Smiley
orange	= 2. Smiley von links
violett	= 2. Smiley von rechts
rot	= Smiley mit traurigem Gesicht

Instruktion:

«Ich habe hier eine Tafel mit vier Gesichtern und einem Zeiger. Diese Gesichter zeigen ein Kind, welches unterschiedlich starke Schmerzen hat. Dieses Kind (gelb) hat überhaupt keine Schmerzen, dieses Kind (orange) hat leichte Schmerzen, dieses Kind (violett) hat mittlere Schmerzen, und dieses Kind hier (rot) hat sehr starke Schmerzen.

Kannst du den Zeiger zu dem Gesicht tun, welches am besten zu den Schmerzen passt, die du gerade jetzt hast? Du kannst den Zeiger auch zwischen zwei Gesichter schieben, wenn du dich nicht entscheiden kannst.»

Schmerzindex (0–10): ***Skala ablesen***

Visuell-analog-Skala (VAS) mit Farbskala **ab 12 Jahren**

Instruktion:

«Ich habe hier eine Tafel mit vier Gesichtern, einem Zeiger und einer gelb-roten Farbskala. Wenn du die Farbskala anschaust, siehst du eine von links nach rechts ansteigende Linie. Ganz links ist alles gelb, ganz rechts ist alles rot. Die Farbe Gelb bedeutet keine Schmerzen, die Farbe Rot bedeutet starke Schmerzen. Du kannst nun den Zeiger genau an den Ort auf der Skala schieben, der zu den Schmerzen passt, die du gerade jetzt hast. Wenn du möchtest, kannst du auch die Gesichter benützen, um deine Schmerzen mitzuteilen.»

Schmerzindex (0 – 10): ***Skala ablesen***

Die älteren Kinder können auch die Zahlenskala auf der Hinterseite der Smiley-Tafel verwenden und den Schmerzindex direkt in Zahlen ausdrücken.

KINDERSPITAL ZÜRICH
Universitäts-Kinderkliniken · Eleonorenstiftung

Merkblattordner Schmerz

CHEOPS **ab ca. 2,5 Jahren**
(Childrens' Hospital of Eastern Ontario Pain Scale nach P. J. McGrath et al.)

Modified CHEOPS Skala

Objektive Schmerzskala für Kinder jenseits des Säuglingsalters

Score	0	1	2
Weinen	weint nicht	weint, jammert	schreit
Gesichtsausdruck	lächelt	gefasst, gelassen	grimassiert
Verbal	positive Äusserung	keine oder andere Beschwerden	klagt über Schmerzen
Rumpfhaltung	neutral	gespannt, sitzt auf, rutscht umher	angebunden
Beine	neutral	angezogen, schlägt aus, windet die Beine	angebunden

«Angebunden»: bezieht sich auf die Fixation der Extremitäten/Rumpf, d.h., ein Kind wehrt sich so stark, dass es fixiert werden muss.

Angebundensein ist unangenehm und wird nach kurzer Zeit schmerzhaft.

Aus obengenannten Gründen wird den Patienten quasi ein Bonus gegeben, da durch die Fixation die Haltung des Rumpfes und der Beine nicht genau beurteilt werden können.

Instruktion:

Anhand der 5 Kriterien des CHEOPS das Kind beobachten. Den Wert für jedes Kriterium bestimmen. Die Summe der Werte ergibt den Schmerzindex.

0 = keine Schmerzen *10 = starke Schmerzen*

INSELSPITAL
UNIVERSITÄTSSPITAL BERN
HOPITAL UNIVERSITAIRE DE BERNE
BERN UNIVERSITY HOSPITAL

KINDERKLINIKEN Bern

Anleitung zur systematischen Schmerzerfassung und -protokollierung

Inhaltsverzeichnis

- Grundsätzliches zum Schmerzprotokoll
- Handhabung des Schmerzprotokolls
- Häufigkeit der Schmerzerfassung und -protokollierung
- Anleitung zu den Rubriken des Schmerzprotokolls
- Anhang: Situationen, die eine systematische Schmerzerfassung bedingen

Grundsätzliches zum Schmerzprotokoll

Das Schmerzprotokoll bietet die Möglichkeit zur Dokumentation von
- Schmerzerfassung,
- Schmerztherapie, nichtmedikamentöses Schmerztherapie und deren Wirkung,
- Nebenwirkungen der Schmerztherapie,
- Vitalzeichen.

Zielsetzung der Schmerzerfassung und Schmerzprotokollierung:
- Objektivierung des Schmerzes: herausfinden, ob der Patient Schmerzen hat oder nicht,
- Erfassen der Schmerzdimensionen, z.B. Schmerzintensität, Lokalisation, Begleitumstände,
- Darstellung des Schmerzverlaufs,
- individuell angepasste Interventionen,
- Beurteilung der Wirkung/Nebenwirkung der Schmerzbehandlung (medikamentöse/nichtmedikamentöse Interventionen).

Die Schmerzprotokolle werden mit blauem oder schwarzem Kugelschreiber geführt.

Handhabung des Schmerzprotokolls

➜ Die Schmerzerfassung und Dokumentation erfolgt immer sowohl bei **manifesten** als auch bei **vermuteten Schmerzen** (bei Situationen, die eine systematische Schmerzerfassung bedingen, siehe *Anleitung zu den Rubriken des Schmerzprotokolls*).

➜ In den Kinderkliniken verwendete Schmerzdokumentationen:
- Schmerzprotokoll 1 (Standard für jegliche Schmerzdokumentation, ausser wenn eines der nachfolgenden Dokumente geführt wird),
- Schmerzprotokoll 2 (PCA/PDA/Block),
- Schmerzprotokoll für Patienten mit psychosomatischen Schmerzen,
- Schmerztagebuch (ambulante Patienten),
- Schmerzprotokoll für Patienten mit psychosomatischen Schmerzen,
- Überwachungsblätter, in denen die Schmerzdokumentation integriert ist (ABIB, Notfall).

➜ Auf dem Schmerzprotokoll wird alles dokumentiert, was mit Schmerzen im Zusammenhang steht.
Alles andere wird auf dem Überwachungsblatt/im Pflegebericht festgehalten. Je nach Patientensituation/Station wird das Schmerzprotokoll 1 als Überwachungsprotokoll verwendet.

INSELSPITAL
UNIVERSITÄTSSPITAL BERN
HOPITAL UNIVERSITAIRE DE BERNE
BERN UNIVERSITY HOSPITAL

KINDERKLINIKEN Bern

Häufigkeit der Schmerzerfassung und -protokollierung

Schmerzzustände/Schmerztherapieart	Häufigkeit/Bemerkung
• Manifeste und vermutete Schmerzen (Patientensituationen siehe Liste im Anhang)	• Mindestens 1 Mal pro Schicht • Bei erhöhtem Schmerzscore resp. Code B–D
• Intervention (medikamentös/nichtmedikamentös), die nicht in regelmässigen Abständen erfolgt	• Vor der Intervention • Nach der Intervention, im Zeitraum der zu erwartenden Wirkung • Nach Ablauf der zu erwartenden Wirkung, mindestens 1 Mal pro Schicht
• Bei fixer Schmerztherapie	• In der Regel 1 Mal pro Schicht
• Chirurgische Eingriffe • Postoperativer Schmerz	• Präoperativ • 1-stdl. während 4 Std. • 2-stdl. während 8 Std. • 4-stdl. während 24 Std. oder solange PCA/PDA/Block • Für die IB und Neonatologie gelten abteilungsinterne Abmachungen
• Verlegung eines Patienten auf eine andere Station (Schmerztherapie siehe Skript «Medikamentöse Schmerztherapie»)	• Die **Schmerzerfassung** mit Schmerzmessinstrument wird **vor** und **nach** der Verlegung durchgeführt, im Abstand von maximal 8 Stunden • Der letzte **Schmerzscorewert** gehört beim **Verlegungsrapport** zu den Routineparametern (wie Puls, Fieber, Respi usw.), wird rapportiert und erfragt.
• Mental eingeschränkte Kinder	• Bei Spitaleintritt (Ausgangswert) • Weiter siehe oben
• Patienten der Neonatologie	• **Bei allen Patienten in den ersten sieben Lebenstagen.** Der BSN wird zusammen mit den Vitalparametern alle 4 bis 6 Stunden erhoben und dokumentiert • Weiter siehe oben

Die systematische Schmerzerfassung mit einem Schmerzerfassungsinstrument kann gestoppt werden,

➜ **sobald die Ursache behoben ist** und

➜ der Score 3 Mal hintereinander im schmerzfreien Bereich liegt und/oder

➜ das Kind keine Schmerztherapie mehr benötigt.

INSELSPITAL
UNIVERSITÄTSSPITAL BERN
HOPITAL UNIVERSITAIRE DE BERNE
BERN UNIVERSITY HOSPITAL

KINDERKLINIKEN Bern

Anleitung zu den Rubriken des Schmerzprotokolls

Schmerzprotokoll

→ Rubrik «Schmerzen»

In den drei Feldern wird dokumentiert, ob der Patient Schmerzen hat oder nicht. Die Einschätzung erfolgt der Reihe nach: Zuerst durch die Pflegenden, dann wird, falls dies möglich ist, der Patient gefragt, und zum Schluss erfolgt die Beurteilung durch einen anwesenden Elternteil/eine Bezugsperson des Patienten.
Die Einschätzung durch die Pflegenden muss in jedem Fall erfolgen.

→ Rubrik «Lokalisation der Schmerzen»

Hier wird festgehalten, wo der im Zentrum stehende Schmerz lokalisiert ist (z. B. Operationsgebiet, Infusionshand, Ohrenschmerzen). Die Lokalisation wird in der hinteren Spalte eingetragen und mit einem Strich nachgezogen bis zu einer Veränderung, d. h., bis ein anderer Schmerz ins Zentrum rückt. **Wenn der Patient gefragt werden kann, so werden seine Angaben notiert, falls dies nicht möglich ist, wird die vermutete Lokalisation angegeben.** Die zweite Zeile dient dazu, eine weitere Lokalisation anzugeben.

→ Rubrik «Schmerzmessung»

Sowohl bei manifesten als auch bei vermuteten Schmerzen kommt ein Schmerzerfassungsinstrument zur Anwendung. In dieser Rubrik wird das Instrument notiert, in den hinteren Spalten der gemessene Wert und die Codierung. Anhand der Tabelle «Codierung der Schmerzintensität als Hilfestellung zur Entscheidung bezüglich Interventionen» wird eine Codierung (A bis D) vorgenommen.[1] Diese ermöglicht trotz unterschiedlicher Schmerzmessinstrumente eine Kategorisierung der Schmerzintensität. Aufgrund des Codes werden Entscheidungen bezüglich Interventionen getroffen.

→ Rubrik «Bemerkungen zur Schmerzeinschätzung»

Hier werden Bemerkungen notiert wie: mögliche Erklärungen zu einem hohen Messwert (z. B. Angst, Heimweh usw.). Eine längere Bemerkung wird auf der Rückseite des Protokolls mit Datum/Zeit/Initialen notiert und auf der Vorderseite mit einem Stern bezeichnet.

→ Rubriken «fixe Schmerzmedikamente/Sedativa» und «Schmerzmedikamente/Sedativa in Reserve»

Jedes verabreichte Schmerzmedikament wird notiert, ob fix oder aus der Schmerzreserve. Dokumentiert werden: Name des verabreichten Medikaments, Verabreichungsform, Dosis, Glucosenuggi.

→ Rubrik «Nichtmedikamentöse Interventionen»

Hier werden nichtmedikamentöse Massnahmen vermerkt, die zur Beeinflussung der Schmerzen eingesetzt werden (z. B. psychologische Massnahmen, Coldpack/Hotpack, vestibuläre Stimulation usw.).

→ Rubrik «Bemerkungen zu den Interventionen»

Hier werden Bemerkungen notiert wie: Gründe für eine Opiatgabe, z. B. «Morphin vor Entfernung der Drainage». Eine längere Bemerkung wird auf der Rückseite des Protokolls mit Datum/Zeit/Initialen notiert und auf der Vorderseite mit einem Stern bezeichnet.

→ Rubrik «Nebenwirkungen/Beobachtungen der Opiattherapie»

Diese Rubrik wird nur ausgefüllt, wenn es sich bei der medikamentösen Schmerztherapie um Opiate handelt. Die Sedationstiefe wird nach dem Schema beurteilt.

[1] Eine Ausnahme bildet der Berner Schmerzscore und die Schmerzcheckliste für mental eingeschränkte Kinder. Hier wird zwischen «kein Schmerz» und «Schmerz» resp. «kein Schmerz», «milde Schmerzen», «mässig starke bis starke Schmerzen» unterschieden. Siehe Anleitung der entsprechenden Schmerzerfassungsinstrumente.

INSELSPITAL
UNIVERSITÄTSSPITAL BERN
HOPITAL UNIVERSITAIRE DE BERNE
BERN UNIVERSITY HOSPITAL

KINDERKLINIKEN Bern

Situationen, die eine systematische Schmerzerfassung bedingen

- Asphyxie
- Augeninfektion
- Bauchkoliken
- Chirurgische Eingriffe (prä- und postoperativ)
- CLD mit erhöhtem Sauerstoffbedarf (ab 10%) und/oder starker Atemnot (vermutete Schmerzen/ Angst)
- CPAP-Kinder
- Drainagen mit und ohne Sog (z. B. Pleuradrainage), vor und nach Entfernung einer Drainage
- Drogenentzugskinder
- Eingriffe wie Herzkatheter, Nierenbiopsie: vorher und nachher
- Extravasat nach peripherem Venenkatheter
- Gastroenteritis mit Koliken
- Gastroösophagaler Reflux (Schmerz in Anamnese evaluiert oder diagnostiziert)
- Geburtstrauma (Vakuum, Forceps, Kephalhämatom)
- Gelenkschmerzen (Rheuma)
- Gerötetes Gesäss/offenes Gesäss/Soor
- Harnweginfektion
- Hautläsionen jeglicher Art/Druckstellen
- Herpes Zoster
- Hirnblutung und Resorption
- Hirntumor: Abklärung
- Hungerschmerz
- Induktion bei allen Leukämien
- Intubierte Kinder, maschinelle Beatmung
- Meninigitis/Enzephalitis
- Mental eingeschränkte Kinder/behinderte Kinder
- Mundschleimhautläsion/Stomatitis/Mucositis/OAG erhöht (Onkologie)
- Nabelinfektion
- Nekrotisierende Enterocolitis
- Neonatale Infektion
- Obstipation
- Oedeme
- Osteomyelitis
- Palliativpflege
- Pneumonie mit Erguss/Pleuritis
- Psychische Traumata
- Pyelonephritis
- Schluckbeschwerden (Streptokokken, Angina, Mononukleose)
- Schreikinder (vermutete Schmerzen)
- Sepsis
- Stammzellenreinfusion mit anschliessender Isolation
- Tumorabklärung bei Kindern (wenn in Anamnese evaluiert)
- Verbrühungen/Verbrennungen

INSELSPITAL
UNIVERSITÄTSSPITAL BERN
HOPITAL UNIVERSITAIRE DE BERNE
BERN UNIVERSITY HOSPITAL

KINDERKLINIKEN Bern

Schmerzprotokoll 1

Diagnose:

Blatt-Nr.:

Operation / Datum:

		Datum:															
		Zeit:															
		Initialen:															
Schmerzen:	Einschätzung Pflegende	J/ N/ NB/ S															
	Einschätzung Patient	J/ N/ NB															
	Einschätzung Eltern	J/ N/ NB															
Lokalisation der Schmerzen:	Im Zentrum stehender Schmerz																
	Weitere Lokalisation																
Schmerzmessung: (Instrument u. Wert)		SI/Code															
		SI/Code															
Bemerkungen zur Schmerzeinschätzung:	* Fortsetzung auf Rückseite																
Physiologische Parameter:	Atemfrequenz																
	O_2	l/Min															
	SpO_2	%															
	Puls																
	Temperatur /	Pupillen															
	BD																
Fixe Schmerz-medikamente / Sedativa:																	
Schmerzmedikamente / Sedativa in Reserve:																	
Nichtmed. Intervent.:																	
Bemerkungen zu den Interventionen:	* Fortsetzung auf Rückseite																
Nebenwirkungen / Beobachtungen bei Opiattherapie:	Sedationstiefe																
	Nausea J / N	Erbrechen *															
	Urin gelöst **x**	BK															
	Juckreiz J / N																

INSELSPITAL
UNIVERSITÄTSSPITAL BERN
HOPITAL UNIVERSITAIRE DE BERNE
BERN UNIVERSITY HOSPITAL

KINDERKLINIKEN Bern

Codierung der Schmerzintensität als Hilfestellung zur Entscheidung bezüglich Interventionen

Code	A	B	C	D
KUSS (Büttner)	0–1	2–3	4–7	8–10
Knöpfe	0	1	2–3	4
Gesichterskala (auf Rückseite ablesen)	0	2–4	6	8–10
VAS (auf Rückseite ablesen)	0–9	10–35	36–69	70–100

A = keine Intervention
B = Intervention nötig, Evaluation
Ab C = Intervention dringend, Evaluation, wenn konstant oder wiederkehrend über 24 Std. = siehe Weisung «Konsiliardienst des Schmerzfachteams»

	Kein Schmerz	Schmerz = Intervention, Evaluation
BSN subjektive Indikatoren	0–8	≥ 9
BSN Gesamtskala	0–10	≥ 11
NCCPC-R	Individuelle Einschätzung	

Sedationstiefe

0 = Ganz wach
1 = Schläfrig
2 = Schläft, leicht weckbar, auf Anrufen
3 = Schläft, schwer weckbar

S = Natürlicher Schlaf

Abkürzungen

J = Ja
N = Nein
NB = Nicht beurteilbar
S = Natürlicher Schlaf

Bemerkungen zur Schmerzeinschätzung/zu Interventionen

Dat	Zeit	Init	

Bemerkungen zur Schmerzeinschätzung/zu Interventionen

Dat	Zeit	Init	

INSELSPITAL
UNIVERSITÄTSSPITAL BERN
HOPITAL UNIVERSITAIRE DE BERNE
BERN UNIVERSITY HOSPITAL

KINDERKLINIKEN Bern

Anleitung zur Schmerzanamnese durch die Pflege

Grundsätzliches

- Die Schmerzanamnese wird erhoben bei:
  - Patienten mit bestehenden Schmerzen,
  - Patienten mit zu erwartenden Schmerzen,
  - Patienten mit traumatisierenden Schmerzerfahrungen vor der Hospitalisation.
- Die Schmerzanamnese kann zu jedem Zeitpunkt des Spitalaufenhaltes ausgefüllt und aktualisiert werden.
- Es ist sinnvoll, Kind (K) und Eltern/Bezugspersonen (E) separat zu befragen.
- Wenn ein Schmerzanamneseblatt ausgefüllt wird, so ist dies bei der allgemeinen Anamnese, Lebensaktivitäten des Patienten, unter «Ängste/Schmerzerfahrungen» zu vermerken.
- Zur Differenzialdiagnose bei unklaren Schmerzen werden die sieben Dimensionen der Schmerzerfassung (Lokalisation, Qualität, Intensität, zeitlicher Ablauf, lindernde/verstärkende Faktoren, Begleitsymptome, Begleitumstände) von den Ärzten dokumentiert (Schmerzanamnese Ärzte).

Anleitung

Erfahrungen des Kindes mit Schmerzen und Angst

- Bisherige Schmerz- und Angsterlebnisse in Spital, Arztpraxis usw.
- Ursache der Schmerz- und Angsterlebnisse
- Art der Schmerzerlebnisse

Mögliche Fragen:

- Hatte das Kind negative Erlebnisse (Spital, Arzt, Pflegende)? Welche?
- Was hat zu den Schmerzen/der Angst geführt?
- Wie war der Schmerz?
- Wovor hatte das Kind am meisten Angst?

Schmerz- und Angstbeurteilung

Anzeichen für/Verhaltensweisen bei:

- Schmerz
- Angst
- Wohlbefinden

Mögliche Fragen:

- Welche Worte benutzt das Kind für Schmerzen?
- Wie erkennt man, ob das Kind Schmerzen/Angst hat? Wie verhält sich das Kind bei Schmerzen/Angst?
- Wie unterscheidet sich Angst von Schmerzen?
- Wie unterscheiden sich akute Schmerzen (z.B. bei einem Sturz) von Schmerzen über einen längeren Zeitraum (z.B. Ohrenschmerz)?
- Wie erkennt man, dass sich das Kind wohl fühlt?
- Kann das Kind Schmerzen lokalisieren?

INSELSPITAL
UNIVERSITÄTSSPITAL BERN
HOPITAL UNIVERSITAIRE DE BERNE
BERN UNIVERSITY HOSPITAL

KINDERKLINIKEN Bern

Massnahmen zur Schmerz- und Angstlinderung
Berührung/Massage, Ablenkung (z.B. Stofftier), Personen (z.B. Eltern), Lagerung, Wickel, Wärme/ Kälte usw.

Mögliche Fragen:
- Erhält das Kind Schmerzmedikamente? Wenn ja, welche?
- Was hilft bei Schmerzen? Was verschlimmert die Schmerzen?
- Was hilft bei Angst? Was verschlimmert die Angst?
- Was beruhigt das Kind? Wie beruhigt sich das Kind selbst?
- Was tun die Eltern konkret zur Beruhigung/Angstlinderung?

Empfindungen der Eltern/Personen aus der erweiterten Familie und mögliche Hilfestellungen, wenn das Kind Schmerzen/Angst hat oder leidet
Bei schmerzhaften Eingriffen, Untersuchungen usw.

Mögliche Fragen:
- Wie geht es den Eltern/der Bezugsperson, wenn das Kind leidet, Schmerzen oder Angst hat?
- Was hilft den Eltern/der Bezugsperson, wenn das Kind leidet, Schmerzen oder Angst hat?

Bedeutung des Schmerzes in der Familie
- Frühere Schmerzerlebnisse der Familie (negative/positive)
- Verhalten in der Familie mit der Tatsache, dass man Schmerzen hat
- Umgang der Familie mit der Tatsache, dass jemand Schmerzen hat
- Kulturelle Hintergründe des Schmerzverhaltens/Umgangs mit den Schmerzen

Anmerkung: Es ist meist nicht möglich, zu diesem Punkt konkrete Fragen zu stellen. Antworten ergeben sich oft aus dem Anamnesegespräch oder während der Hospitalisation.

INSELSPITAL
UNIVERSITÄTSSPITAL BERN
HOPITAL UNIVERSITAIRE DE BERNE
BERN UNIVERSITY HOSPITAL

KINDERKLINIKEN
Bern

SCHMERZANAMNESE BEI KINDERN (Pflege)

K = Kind / M= Mutter / V= Vater

Erfahrung des Kindes mit Schmerzen/mit Angst **K:** Dat./Init	**M/V:** Dat./Init	
Schmerz- und Angstbeurteilung (Anzeichen für/Verhaltensweisen bei Schmerz/Angst/Wohlbefinden) **K:** Dat./Init	**M/V:** Dat./Init	**Empfindungen der Eltern/Familie, wenn das Kind Schmerzen/Angst hat oder leidet** Dat./Init
Massnahmen zur Schmerz- und Angstlinderung (Was hilft/verschlimmert/beruhigt) **K:** Dat./Init	**M/V:** Dat./Init	**Bedeutung des Schmerzes in der Familie (Vorstellungen/Umgang/kulturelle Aspekte)** Dat./Init

INSELSPITAL
UNIVERSITÄTSSPITAL BERN
HOPITAL UNIVERSITAIRE DE BERNE
BERN UNIVERSITY HOSPITAL

KINDERKLINIKEN Bern

KUSS Kindliche Unbehagens- und Schmerzskala (Büttner)

Weinen	gar nicht	0
	Stöhnen, Jammern, Wimmern	1
	Schreien	2
Gesichtsausdruck	entspannt, lächelnd	0
	Mund verzerrt	1
	Mund und Augen grimassieren	2
Rumpfhaltung	neutral	0
	unstet	1
	Aufbäumen, Krümmen	2
Beinhaltung	neutral	0
	strampelnd, tretend	1
	Beine an den Körper gezogen	2
Motorische Unruhe	nicht vorhanden	0
	mässig	1
	hoch	2

Beschreibung
Skala zur postoperativen Schmerzerfassung bei Säuglingen und Kleinkindern durch Beobachtung von fünf Kriterien

Alter
Säuglinge und Kleinkinder zwischen 0 und 5 Jahren

Skala
Punktzahl von 0 bis 10

Anleitung zum Gebrauch
- Kind beobachten und die fünf Kriterien bewerten
- Die Dauer der Beobachtung sollte insgesamt 15 Sekunden betragen (nicht länger)
- Es sind nur die Beobachtungen innerhalb dieser 15 Sekunden einzuschätzen (auch wenn sich das Verhalten des Kindes unmittelbar danach ändert)
- Den Wert/die Punktzahl für jedes Kriterium auf Folienkärtchen eintragen
- Das Total der Punktzahl ermitteln
- Das Total der Punktzahl und den Code für Schmerzintensität (A–D) ins Schmerzprotokoll übertragen

Handlungsanleitung
Codierung der Schmerzintensität als Hilfestellung zur Entscheidung bezüglich Interventionen

Code	A	B	C	D
KUSS (Büttner)	0–1	2–3	4–7	8–10

A = keine Intervention
B = Intervention nötig, Evaluation
ab C = Intervention dringend, Evaluation, wenn konstant oder wiederkehrend über 24 Std.
= siehe Weisung «Konsiliardienst des Schmerzfachteams»

Literatur
Büttner, W.: Die Erfassung des postoperativen Schmerzes beim Kleinkind, Acris, Münschen, 1998

Büttner, W. et al.: Entwicklung eines Fremdbeobachtungsbogens zur Beurteilung des postoperativen Schmerzes bei Säuglingen, AINS, 98, 353–361

Medikamentenverteilung über 24 Stunden

2.00 Uhr	4.00 Uhr	6.00 Uhr	8.00 Uhr	10.00 Uhr	12.00 Uhr	14.00 Uhr	16.00 Uhr	18.00 Uhr	20.00 Uhr	22.00 Uhr	24.00 Uhr	
												Toxischer Bereich
												Analgetisch wirksamer Bereich
												Schmerz

2.00 Uhr	4.00 Uhr	6.00 Uhr	8.00 Uhr	10.00 Uhr	12.00 Uhr	14.00 Uhr	16.00 Uhr	18.00 Uhr	20.00 Uhr	22.00 Uhr	24.00 Uhr	
												Toxischer Bereich
												Analgetisch wirksamer Bereich
												Schmerz

(Beatrice Schär nach RK, 2007)